Monica Kedia
Amesh Golwara
Anindita Banerjee

Lasers em periodontia

Monica Kedia
Amesh Golwara
Anindita Banerjee

Lasers em periodontia

ScienciaScripts

Imprint

Any brand names and product names mentioned in this book are subject to trademark, brand or patent protection and are trademarks or registered trademarks of their respective holders. The use of brand names, product names, common names, trade names, product descriptions etc. even without a particular marking in this work is in no way to be construed to mean that such names may be regarded as unrestricted in respect of trademark and brand protection legislation and could thus be used by anyone.

Cover image: www.ingimage.com

This book is a translation from the original published under ISBN 978-620-2-05859-9.

Publisher:
Sciencia Scripts
is a trademark of
Dodo Books Indian Ocean Ltd. and OmniScriptum S.R.L publishing group

120 High Road, East Finchley, London, N2 9ED, United Kingdom
Str. Armeneasca 28/1, office 1, Chisinau MD-2012, Republic of Moldova, Europe
Printed at: see last page
ISBN: 978-620-7-86698-4

ÍNDICE

Capítulo 1

INTRODUÇÃO:

Um laser é um dispositivo que emite luz através de um processo de amplificação ótica baseado na emissão estimulada de radiação electromagnética. A palavra "Laser" é um acrónimo de Light Amplification by Stimulated Emission of Radiation (Amplificação da Luz por Emissão Estimulada de Radiação). Trata-se de uma luz com elevada concentração de energia numa área focalizada. Foi introduzido pela primeira vez por **Theodore Maiman** em 1960[1] e, desde então, tem sido amplamente utilizado em medicina e cirurgia. **Goldman et al** em 1964[2] e **Stern e Sognnaes** no ano de 1972[3] relataram a sua primeira aplicação em medicina dentária. No entanto, com os recentes avanços e desenvolvimentos de uma vasta gama de comprimentos de onda laser e diferentes sistemas de aplicação, os investigadores sugerem que os lasers podem ser aplicados em vários tratamentos dentários, incluindo tratamentos periodontais, de restauração e cirúrgicos.

O comprimento de onda dos lasers utilizados em medicina e medicina dentária varia geralmente entre 193 nm e 10.600 nm, representando um amplo espetro desde o ultravioleta até ao infravermelho distante. Atualmente, têm sido utilizados vários sistemas laser em medicina dentária.

Entre eles, o laser de díodo de carbono, dopado com neodímio: Ítrio - Garnet de alumínio (Nd: YAG), são utilizados lasers de díodo semicondutores para o tratamento de tecidos moles[4] , que têm comprimentos de onda de 10 600 nm (infravermelho distante) e 1064 nm (infravermelho próximo), respetivamente. Recentemente, os lasers de diodo dopados com érbio: O laser de ítrio-alumínio-guarnet (Er:YAG) tem sido utilizado para a remoção de cálculos e a descontaminação da superfície radicular doente em tratamentos periodontais não cirúrgicos, cirúrgicos e com implantes[5] .

Uma condição essencial para a utilização adequada e bem sucedida dos lasers em qualquer especialidade é a compreensão das características e limitações dos comprimentos de onda, da interação com os tecidos, do modo de transmissão, do sistema de entrega (ótico, modos de contacto e sem contacto) e das definições (potência, taxa de repetição, modos contínuos versus modos de impulso). Este conhecimento permite a aplicação da tecnologia laser nos contextos clínicos adequados e proporciona os melhores resultados. A falta de conhecimentos leva frequentemente à utilização incorrecta e abusiva dos lasers, provocando resultados prejudiciais e complicações que, de outro modo, poderiam ser evitadas.

Capítulo 2

História:

"Para inventar o laser, bastou compreender as ideias **de Einstein** sobre a emissão estimulada de radiação **(Robert L. Forward)**.

[th]Em 1916, **Albert Einstein**, o gigante da física do século XX, escreveu a um amigo: "Surgiu-me uma luz esplêndida sobre a absorção e emissão de radiação".

Em 1917, **Einstein** demonstrou que a luz não é constituída por ondas contínuas, nem por partículas pequenas e duras. Em vez disso, existe como feixes de energia ondulatória chamados fotões. Cada fotão tem uma energia que corresponde à frequência das ondas no feixe. Quanto maior a frequência, maior a energia transportada por esse feixe. Em 1924, **Einstein** recebeu uma carta do físico indiano **S. N. Bose** que descrevia a luz como um gás constituído por fotões. Este fenómeno desenvolvido e expresso matematicamente por Bose e Einstein é o que faz um laser![12, 13]

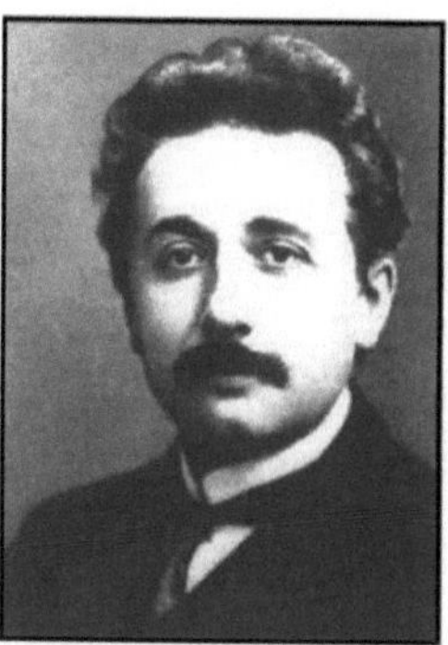

<u>**Figura: Albert Einstein (1879-1955)**</u>

Embora **Einstein** não tenha inventado o laser, o seu trabalho lançou as bases. Foi **Einstein** que referiu que a emissão estimulada de radiação podia ocorrer. Para inventar o laser, bastou que alguém encontrasse o tipo certo de átomos e acrescentasse espelhos reflectores para ajudar a emissão estimulada. O acrónimo **LASER** significa Light Amplification by (usando a ideia de Einstein sobre) Stimulated Emission of Radiation (Amplificação da Luz por Emissão Estimulada de Radiação).

Em 1960, **Theodore Maiman** construiu o laser de rubi pulsado[1] . O dispositivo **de Maiman** utilizava um meio cristalino de rubi que emitia uma luz radiante coerente a partir do cristal quando estimulado por energia. Pouco tempo depois, em 1961, **Snitzer** publicou o protótipo do laser Nd:YAG. Um ano mais tarde, **Goldman**[2] , um médico da Universidade de Cincinnati, começou a documentar a capacidade de vários lasers para incisar, coagular, ablacionar e vaporizar tecidos biológicos, incluindo tecidos dentários. Em 1963, **Stern e Sognnaes**[3] , juntamente com **Goldman**, iniciaram investigações in vitro em dentes, com ênfase na sua capacidade de fundir e recristalizar o esmalte, o que reduziu a permeabilidade do esmalte às condições orais ácidas. No entanto, no final da década de 1960, concluiu-se que a penetração profunda do comprimento de onda de 694 nm dos lasers de rubi aumentava a probabilidade de lesão pulpar. O laser de rubi foi abandonado em favor de lasers mais recentes, como os lasers de dióxido de carbono[6] . Estes foram os primeiros lasers comercializados para uso intra-oral; no entanto, ao longo da década de 1970 e da primeira metade da década de 1980, o uso clínico do laser de CO2 na cavidade oral esteve essencialmente confinado aos cirurgiões orais. A aceitação do laser na comunidade dentária foi lenta devido a problemas no alcance da luz laser do dispositivo a todas as áreas da cavidade oral. No final da década de 1980, os lasers médicos com sistemas de entrega únicos abriram caminho para um melhor acesso.

Dispositivos mais pequenos e sistemas de distribuição flexíveis, como fibras ópticas e guias de ondas ocas, permitiram finalmente o acesso à cavidade oral. Em 1988, surgiu uma investigação sobre a capacidade de um laser de érbio (Er): YAG para ablação de tecidos duros dentários. Em 1989, foi sugerido que o laser Nd:YAG poderia ser utilizado para cirurgia dos tecidos moles orais[7] .

Os lasers entraram na prática dentária geral em maio de 1990, quando a FDA autorizou um laser Nd:YAG pulsado desenvolvido pela **Myers and Myers**[8] para cirurgia intra-oral de tecidos moles. O dLase 300 (Sunrise Technologies, Sunnyvale, Califórnia) foi o primeiro laser para a medicina dentária geral[9] . A FDA continuou a autorizar a comercialização de lasers dentários para várias utilizações em tecidos moles, mas o avanço que aumentou a conveniência dos lasers para utilização na prática dentária geral foi em 1997, quando a FDA concedeu aprovação para a remoção de cáries e preparação de cavidades com um laser Er:YAG (2,94μ), concebido especificamente para o mercado dentário (laser Centauri Er: YAG, Premier Laser Systems, Irvine, Califórnia). Os lasers de díodo baseados em semicondutores surgiram também no final da década de 1990. Outra autorização histórica ocorreu em 2002, quando a FDA aprovou o corte de tecidos ósseos orais e o tratamento de canais radiculares com um laser Er, Cr: YSGG(2,79μ) (laser Millennium Er:YSGG, Biolase Technology, San Clemente, Califórnia). Estas autorizações de comercialização, baseadas numa extensa investigação científica e clínica, foram concedidas a um dispositivo que demonstra uma utilização segura e eficaz para indicações específicas.

O tema dos lasers em periodontia abrange atualmente um volume crescente e significativo de literatura publicada.

Capítulo 3

Física LASER:

O laser é um dispositivo que converte energia eléctrica ou química em energia luminosa[10] . De acordo com a física moderna, a luz tem uma natureza dupla, com propriedades de onda ou de partícula (fotões = portadores de energia)[11] . Depende do comprimento de onda e de certas circunstâncias que determinam qual o carácter dominante. Atualmente, o conceito de luz vai muito além do espetro visível (VIS), que se estende de cerca de 400 a 800 nm. A luz ultravioleta estende-se a comprimentos de onda mais curtos e até aos raios X. Do outro lado do VIS, existe a luz infravermelha (IR), que se distingue em infravermelho próximo (até 3μm, Mg), médio (até 50 μm) e distante. O espetro eletromagnético está ilustrado na figura:

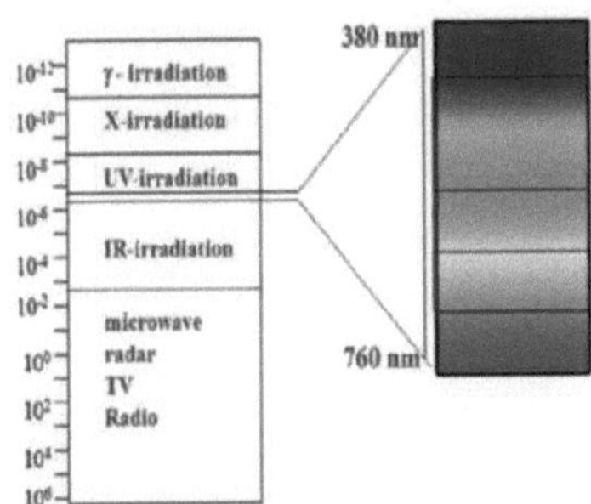

Fig: O espetro eletromagnético (comprimento de onda em nm)

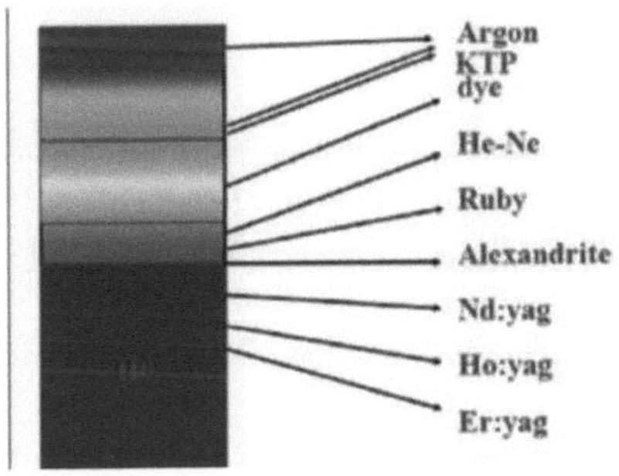

A luz laser baseia-se na existência de fotões com a mesma fase e frequência (luz monocromática) e na mesma direção (por exemplo, feixe paralelo).

A radiação emitida pelo laser, incluindo tanto a luz visível como a invisível, é mais geralmente designada por radiação electromagnética.

O conceito de emissão estimulada de luz foi proposto pela primeira vez por **Albert Einstein em 1917**[12,13] . Ele descreveu três processos:

1) Absorção

2) Emissão espontânea

3) Emissão estimulada

Einstein considerou o modelo de um átomo básico para descrever a produção de laser.

Um átomo é constituído por um núcleo centralizado que contém partículas de carga positiva, conhecidas como protões, em torno das quais giram as partículas de carga negativa (electrões).

Quando um átomo é atingido por um fotão, há uma transferência de energia que provoca um aumento da energia do átomo. Este processo é designado por **absorção.** O fotão deixa então de existir e um eletrão no átomo passa para um nível de energia mais elevado. Este átomo é assim bombeado para um estado excitado a partir do estado fundamental.

No estado excitado, o átomo é instável e em breve decairá espontaneamente de volta ao estado fundamental, libertando a energia armazenada sob a forma de um fotão emitido. Este processo é designado por **emissão espontânea**.

Se um átomo no estado excitado for atingido por um fotão de energia idêntica à do fotão a ser emitido, a emissão pode ser estimulada para ocorrer mais cedo do que aconteceria espontaneamente. Esta interação estimulada faz com que dois fotões idênticos em frequência e comprimento de onda deixem o átomo. Trata-se de um processo de **emissão estimulada**.

Se um conjunto de átomos incluir mais átomos que são bombeados para o estado excitado do que aqueles que permanecem no estado de repouso, existe uma inversão de população. Esta é a condição necessária para a lasing. A emissão espontânea de um fotão por um átomo estimulará a libertação de um segundo fotão num segundo átomo, e estes dois fotões desencadearão a libertação de mais dois fotões. Estes quatro dão origem a oito, oito dão origem a dezasseis e assim por diante. Num pequeno espaço, à velocidade da luz, esta reação em cadeia de fotões produz um breve e intenso clarão de luz monocromática e coerente, que é designado por **"Laser"**[12] .

Capítulo 4

Características dos lasers:

O laser é essencialmente uma luz de uma cor emitida como uma luz coerente[14], unidirecional e monocromática que pode ser colimada num feixe intensamente focado que apresenta pouca divergência. A luz laser apresenta algumas características adicionais[10] :

1) **Coerente** - A coerência da luz significa que todas as ondas estão numa determinada relação de fase entre si, tanto no espaço como no tempo.

2) **Monocromático** - Caracteriza-se por uma radiação em que todas as ondas têm a mesma frequência e o mesmo comprimento de onda.

3) **Colimado** - Colimado refere-se ao feixe de luz com limites especiais específicos que asseguram um tamanho e uma forma constantes do feixe emitido pela cavidade do laser. Por exemplo, uma máquina de raios X dentária.

4) **Excelente concentração de energia** - Quando um tecido calcificado, por exemplo a dentina, é exposto ao laser de alta densidade de energia, o feixe concentra-se num determinado ponto sem danificar os tecidos adjacentes, embora seja produzida muita temperatura.

5) **Entropia zero**

LASER	WAVELEGTH (IN nm)
Excimer	193-348
Argon (Ar)	458-515
Potassium Titanyl Phosphate (KTP/532)	632
HELIUM- Neon (He-Ne)	637
Diode	819
Neodymium-Aluminiun-Yttrium-Garnet (Nd:YAG)	1,064
Holmium: YAG (Ho: YAG)	2,000-2,200
Erbium:YAG (Er:YAG)	2,600-2,900
Erbium, Chromium: Yttrium – Scandium- Gallium- Garnet (Er,Cr:YSGG)	2780
Carbon di oxide	10,600

As características de um laser dependem do seu comprimento de onda. Segundo as estimativas de **Midgley**

1990, o comprimento de onda afecta tanto a aplicação clínica como a conceção do laser.

Capítulo 5

Princípios do laser:

Um laser é um oscilador ótico, constituído por um sólido, um líquido ou um gás com espelhos em ambas as extremidades[11] . Para que o laser funcione, o material é excitado ou "bombeado" com luz ou eletricidade. O bombeamento excita os electrões nos átomos, fazendo-os saltar para órbitas mais altas, criando uma "inversão de população". Alguns dos electrões regressam espontaneamente a níveis de energia mais baixos, libertando um fotão (quantum de luz). Os fotões estimulam outros electrões excitados a emitir mais fotões com a mesma energia e, portanto, com o mesmo comprimento de onda que o original. As ondas de luz aumentam de intensidade à medida que atravessam o meio laser e os espelhos em ambas as extremidades continuam a refletir a luz para trás e para a frente, criando uma reação em cadeia e fazendo com que o laser "lase".

Fig: Laser de rubi

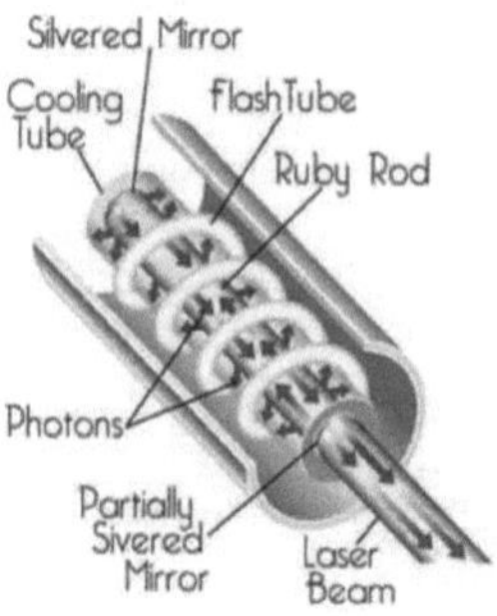

O princípio de um laser baseia-se em três características distintas:

a) Emissão estimulada num meio de amplificação,

b) Inversão populacional da eletrónica e

c) Um ressonador ótico.

Emissão Espontânea e Emissão Estimulada

De acordo com a mecânica quântica, um eletrão num átomo ou numa rede só pode ter determinados valores de energia, ou níveis de energia. Há muitos níveis de energia que um eletrão pode ocupar. Se um eletrão estiver no estado excitado com a energia E2, pode decair espontaneamente para o estado fundamental, com a energia E1, libertando a diferença de energia entre os dois estados sob a forma de um fotão. Este processo é designado por **emissão espontânea**, produzindo luz fluorescente. A fase e a direção do fotão na emissão espontânea são completamente aleatórias devido ao Princípio da Incerteza.

A frequência angular ω e a energia do fotão são: onde ℏ é a constante de prancha reduzida.

$$E2 - E1 = \hbar\omega$$

Por outro lado, um fotão com uma determinada frequência seria absorvido por um eletrão no estado fundamental. O eletrão permanece neste estado excitado durante um período de tempo tipicamente inferior a 10^{-6} segundos. Em seguida, regressa espontaneamente ao estado inferior através de um fotão ou de um fão. Estes processos comuns de absorção e emissão espontânea não podem dar origem à amplificação da luz. O melhor que se pode conseguir é que, por cada fotão absorvido, seja emitido outro.

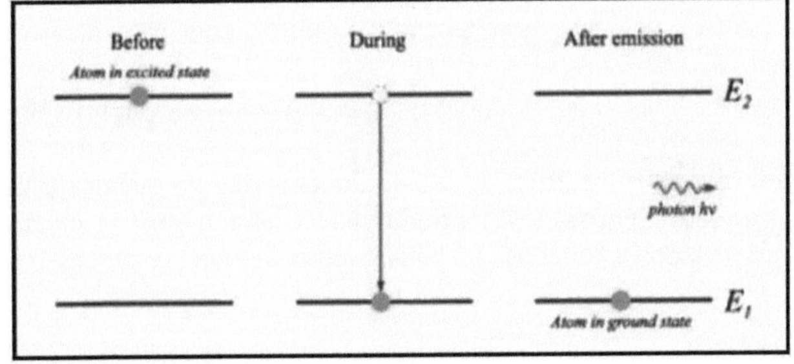

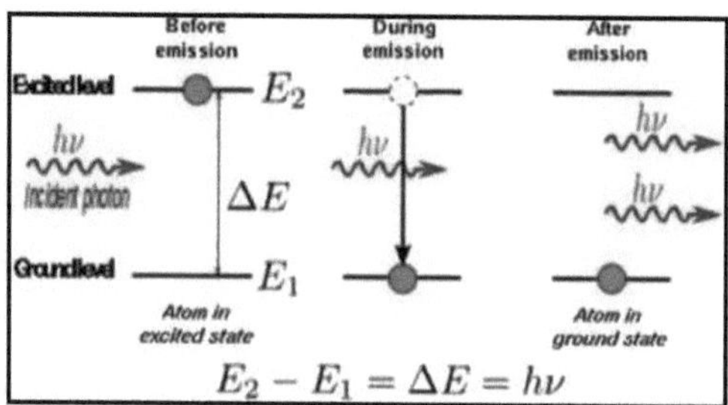

Figura b: Emissão estimulada

Em alternativa, se o átomo no estado excitado for perturbado pelo campo elétrico de um fotão com frequência ω, pode libertar um segundo fotão com a mesma frequência, em fase com o primeiro fotão. O átomo decairá novamente para o estado fundamental. Este processo é conhecido como emissão estimulada.

O fotão emitido é idêntico ao fotão que o estimula, com a mesma frequência, polarização e direção de propagação. E existe uma relação de fase fixa entre a luz irradiada por diferentes átomos. Como resultado, os fotões são totalmente coerentes. Esta é a propriedade crítica que permite a amplificação ótica.

Todos os três processos ocorrem simultaneamente num meio. No entanto, em equilíbrio térmico, a emissão estimulada não é responsável por uma extensão significativa.

A razão é que há muito mais electrões no estado fundamental do que nos estados excitados. E as taxas de absorção e emissão são proporcionais ao número de electrões no estado fundamental e nos estados excitados, respetivamente. Assim, o processo de absorção é dominante.

Inversão da população do meio de ganho:

Se o estado de maior energia tiver uma população maior do que o estado de menor energia, então a luz no sistema sofre um aumento líquido de intensidade. A isto chama-se **inversão de população**. Mas este processo não pode ser alcançado por apenas dois estados, porque os electrões acabarão por atingir o equilíbrio com os processos de desexcitação de emissão espontânea e estimulada.

Em vez disso, é adoptada uma forma indireta, com três níveis de energia ($E_1 < E_2 < E_3$) e uma população de energia N_1, N_2 e N_3, respetivamente. Inicialmente, o sistema encontra-se em equilíbrio térmico e a maioria dos electrões permanece no estado fundamental. Em seguida, é fornecida energia externa para os excitar para o nível 3, o que se designa por bombagem. A fonte de energia de bombagem varia consoante o meio laser, como a descarga eléctrica e a reação química, etc.

Num meio adequado para o funcionamento do laser, é necessário que estes átomos excitados decaíam rapidamente para o nível 2, transferindo a energia para os fónons da rede do material hospedeiro. Isto não geraria um fotão e é rotulado como R, que significa sem radiação.

Em seguida, os electrões do nível 2 decaem por emissão espontânea para o nível 1, designado por L, que significa laser. Se o tempo de vida de L for muito superior ao de R, a população do E3 será essencialmente nula e uma população de átomos em estado excitado acumular-se-á no nível 2. Quando o nível 2 aloja mais de metade dos electrões totais, dá-se uma inversão da população.

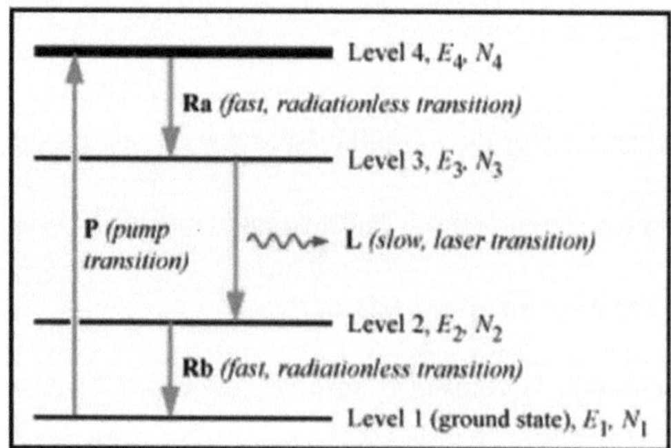

Fig. Transições de electrões num meio de ganho de 3 níveis e num meio de ganho de 4 níveis

Como metade dos electrões têm de ser excitados, o sistema de bombagem tem de ser muito potente. Este facto torna os lasers de três níveis bastante ineficientes. A maioria dos lasers actuais são lasers de 4 níveis. A população dos níveis 2 e 4 é 0 e os electrões apenas se acumulam no nível 3. A transição laser tem lugar entre os níveis 3 e 2, pelo que a população é facilmente invertida.

Nos lasers de semicondutores, onde não existem níveis de energia discretos, um feixe de bomba com energia ligeiramente acima da energia do intervalo de banda pode excitar os electrões para um estado superior na banda de condução, de onde decaem rapidamente para estados próximos do fundo da banda de condução. Ao mesmo tempo, os buracos gerados na banda de valência deslocam-se para o topo da banda de valência. Os electrões na banda de condução podem então recombinar-se com estes buracos, emitindo fotões com energia próxima da energia do intervalo de banda.

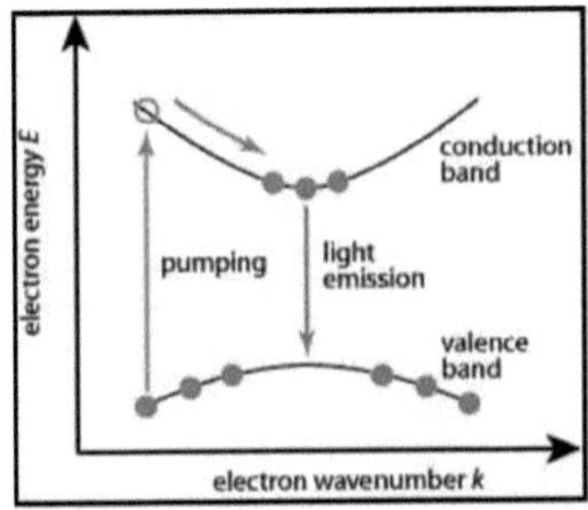

<u>Fig. Diagrama das transições electrónicas do meio semicondutor de ganho</u>

<u>Ressonador ótico:</u>

Embora com uma inversão de população tenhamos a capacidade de amplificar um sinal através de emissão estimulada, o ganho global de passagem única é bastante pequeno e a maioria dos átomos excitados na população emitem espontaneamente e não contribuem para a saída global do . Em seguida, o ressonador é aplicado para criar um mecanismo de feedback positivo.

Um ressonador ótico tem normalmente dois espelhos planos ou côncavos, um em cada extremidade, que reflectem os fotões de laser para trás e para a frente, de modo a que a emissão estimulada continue a acumular cada vez mais luz laser. Os fotões produzidos por decaimento espontâneo noutras direcções estão fora do eixo, de modo a não serem amplificados para competir com a emissão estimulada no eixo. O espelho "traseiro" é fabricado o mais próximo possível de 100% de reflexão, enquanto o espelho "frontal" é normalmente fabricado com apenas 95 - 99% de reflexão, de modo a que o resto da luz seja transmitida por este espelho e se infiltre para formar o feixe laser real fora do dispositivo laser.

Mais importante ainda, pode haver muitas transições de laser que contribuem para o laser, devido à banda nos sólidos ou aos níveis de energia das moléculas dos compostos orgânicos. O ressoador ótico também tem uma função de seletor de comprimento de onda. Apenas cria uma condição de onda estacionária para os fotões: L=nX/2; onde L é o comprimento do ressoador, n é um número inteiro e λ é o comprimento de onda. Apenas os comprimentos de onda que satisfazem esta equação serão ressonados e amplificados.

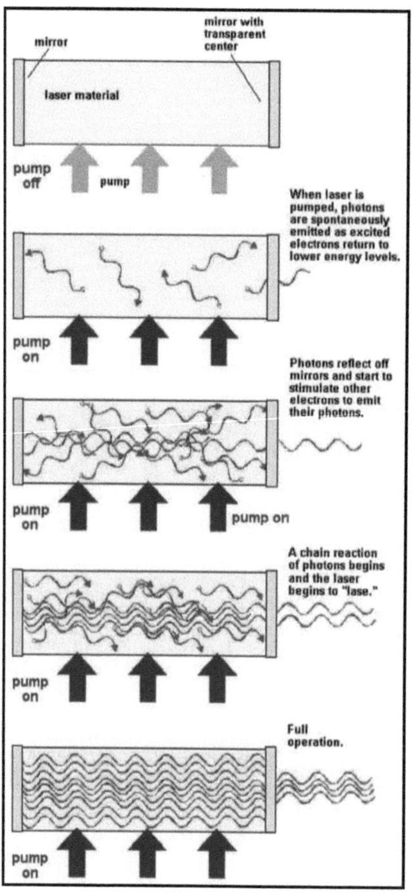

<u>Fig. Diagrama esquemático do funcionamento do laser</u>

Capítulo 6

<u>**Sistema de entrega de laser**[15]</u> :

O domínio dos lasers na clínica geral começou essencialmente com a introdução do laser dLase 300 Neodymium:Yttrium- Aluminium-Garnet (Nd:YAG) da American Dental Laser (Birmingham, Michigan) em 1990. Antes da introdução deste instrumento, a maioria dos lasers dentários utilizava braços articulados volumosos para os seus sistemas de aplicação. Estes braços articulados não eram adequados para a prática da medicina dentária geral. Os sistemas de aplicação de braços articulados consistem numa série de tubos rígidos ocos com espelhos em cada junta (chamada junta) que reflectem a energia ao longo do comprimento do tubo. Estas articulações existem para permitir que o braço de entrega seja dobrado e configurado de forma a aproximar a peça de mão do tecido alvo. Strauss (Strauss R. Laser management of discrete lesions in: laser application in oral and maxillofacial surgery. Philadelphia: WB Saunders; 1997).

<u>Desvantagens:</u>

1) São volumosos

2) É difícil aplicar a energia do laser em toda a cavidade oral com ele

3) Um desalinhamento do espelho provoca uma queda na quantidade de energia transmitida à peça de mão.

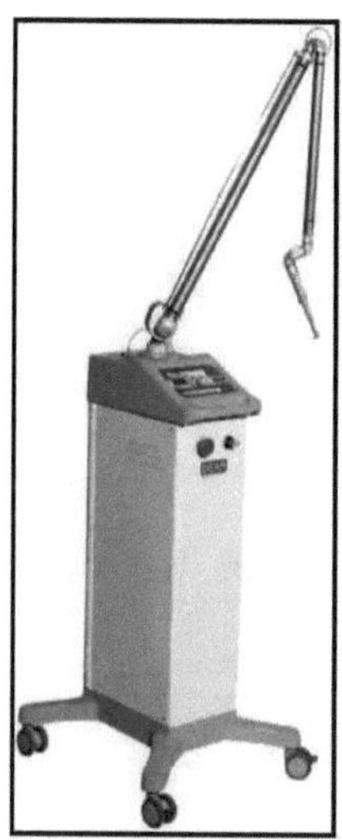

<u>Fig: Sistema de entrega com braço articulado</u>

O sistema dLase Nd:YAG da American Dental Laser foi o primeiro instrumento deste tipo a utilizar um sistema de entrega de fibra ótica. Esta tecnologia de fibra ótica permite o contacto com o tecido alvo. Estão ligados a uma pequena peça de mão de tamanho semelhante a uma turbina dentária e estão disponíveis em tamanhos que variam entre 200µm e 1000µm de diâmetro.

<u>Vantagens:</u>

1) São flexíveis

2) Permitem uma fácil transmissão da energia laser através da cavidade oral.

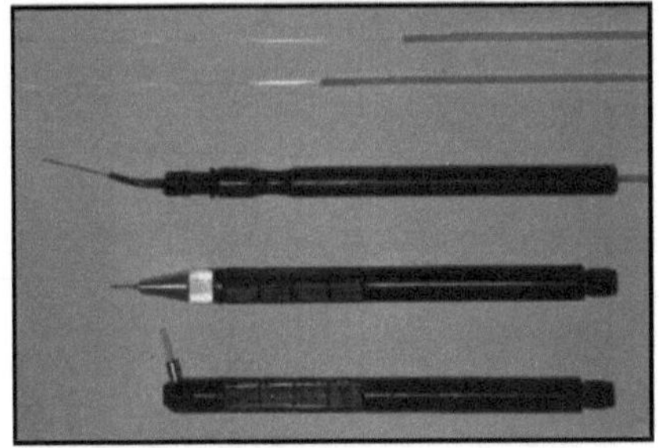

Os sistemas de entrega de fibra ótica e de braço articulado não são os únicos dois sistemas de entrega atualmente existentes no mercado. Um fabricante desenvolveu um sistema de entrega de guia de ondas oco. Ao contrário de um sistema de braço articulado, esta guia de ondas é um único tubo longo e semi-flexível, sem articulações ou espelhos. A energia laser é transmitida ao longo do lúmen interior refletor deste tubo e sai através de uma peça de mão na extremidade do tubo. Esta peça de mão é fornecida com vários acessórios, dependendo do procedimento a realizar, e pode ser utilizada em contacto ou fora de contacto com o tecido alvo.

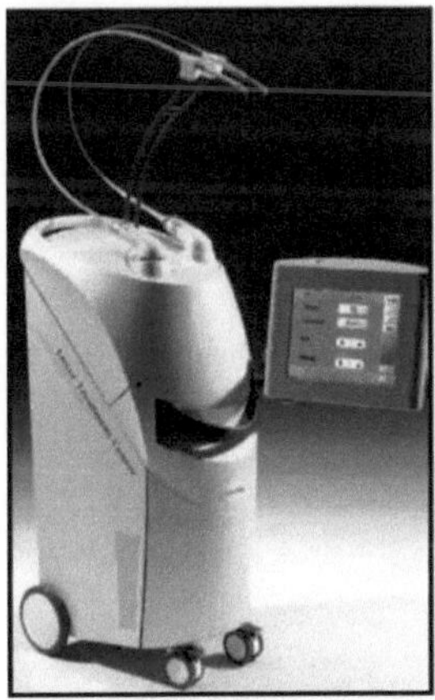

<u>**Fig: Sistema de distribuição por guia de ondas**</u>

Outro sistema de distribuição é um cabo de fibra ótica de vidro. Nele, o componente de vidro é envolvido por uma bainha resiliente.

<u>**Vantagens:**</u>

1) Mais flexível do que a guia de ondas

2) Diminuição do peso

3) Diâmetro mais pequeno

<u>**Desvantagens:**</u>

É frágil e não pode ser dobrado num ângulo agudo.

O sistema de entrega final é o sistema de entrega de fibra ótica arrefecido a ar. Este tipo de sistema de entrega é exclusivo da família de lasers de érbio. Um sistema de entrega de fibra ótica convencional não pode transmitir o comprimento de onda da família de lasers de érbio, devido às características específicas do comprimento de onda do érbio. Estas fibras especiais arrefecidas a ar terminam numa peça de mão com pontas de quartzo ou de safira. Estas pontas são utilizadas ligeiramente (1-2 mm) fora do contacto com o tecido alvo.

Capítulo 7

<u>**Modos de emissão laser:**</u>

Uma vez produzido o laser, a sua potência de saída pode ser fornecida nos seguintes modos:

1) **Onda contínua:** Quando a máquina laser é colocada em modo de onda **contínua**, a amplitude do feixe de saída é expressa em termos de watts. Neste modo, o laser emite radiação continuamente a um nível de potência constante de 10 a 100 watts, por exemplo, o laser de dióxido de carbono.

2) **Comporta:** A saída de uma onda contínua pode ser interrompida por um obturador que "corta" o feixe em sequências de impulsos curtos. A velocidade do obturador é de 10C a 500ms.

3) **Pulsado:** Os lasers podem ser gated ou pulsados eletronicamente. Este tipo de gating permite que a duração dos impulsos seja comprimida, produzindo um aumento correspondente na potência de pico, que é muito mais elevada do que no modo de onda contínua normalmente disponível.

4) **Super pulsado:** A duração do impulso é de um centésimo de microssegundos.

5) **Ultra pulsado:** Este modo produz um impulso de saída de alta potência de pico que é mantido durante mais tempo e fornece mais energia.

6) **Q-scotched:** Com este modo, é possível obter impulsos ainda mais curtos e mais intensos.

<u>**Concentração:**</u>

Os lasers podem ser utilizados tanto em modo focado como em modo desfocado. Um *modo focado* é quando o feixe de laser atinge o tecido nos seus pontos focais ou no seu diâmetro mais pequeno. Este diâmetro depende do tamanho da lente utilizada. Este modo também pode ser referido como modo de corte. Por exemplo, durante a realização de biopsias. O outro método é o ***modo desfocado***. Ao desfocar o feixe de laser ou ao mover o ponto focal para longe do plano do tecido, o tamanho do feixe que atinge o tecido tem um diâmetro maior, causando assim a vaporização de uma área maior de tecido. No entanto, a intensidade do laser / densidade de potência é reduzida. Este método também é conhecido como ***modo de ablação***. Por exemplo, em frenectomias e na remoção de hiperplasias papilares inflamatórias.

Modos de contacto e sem contacto

No **modo de contacto,** a ponta da fibra é colocada em contacto com o tecido.

O tecido carbonizado formado na ponta da fibra ou no contorno do tecido aumenta a absorção da energia do laser e os efeitos resultantes no tecido. A carbonização pode ser eliminada com uma pulverização de água e, nesse caso, será necessária uma energia ligeiramente superior para obter resultados eficazes em termos de tempo. A vantagem é que existe um feedback de controlo para o operador.

No **modo sem contacto:** A ponta da fibra é colocada longe do tecido alvo. O médico opera com controlo visual com a ajuda de um feixe de mira ou observando o efeito de tecido que está a ser criado.

Capítulo 8

<u>**Interação do laser com tecidos biológicos**</u>[10] :

A luz pode interagir com os tecidos através de quatro mecanismos diferentes:

1) Refletido

2) Dispersos

3) Absorvido

4) Transmitido

Reflexão: A luz reflectida salta da superfície do tecido e é direccionada para o exterior. A energia dissipa-se após a reflexão, pelo que há pouco perigo de danos noutras partes da boca e limita a quantidade de energia que entra no tecido.

Dispersão: A dispersão ocorre quando a energia da luz salta de molécula para molécula dentro do tecido. Distribui a energia por um volume maior de tecido, dissipando os efeitos térmicos.

Absorção: A absorção ocorre após uma quantidade caraterística de dispersão e é responsável pelos efeitos térmicos dentro do tecido. Converte a energia luminosa em energia térmica. As propriedades de absorção dos tecidos e das células dependem do tipo e da quantidade de pigmentos absorventes ou cromóforos. Por exemplo, a hemoglobina, a água, a melanina, os citocromos, etc.

Transmissão: A luz também pode viajar para além de um determinado limite de tecido. Este fenómeno é designado por transmissão. A transmissão irradia o tecido circundante e deve ser quantificada. Os seus efeitos devem ser considerados antes de se poder justificar o tratamento com laser.

Quando a energia eletrónica (radiação incidente) interage com o tecido, este reflecte, absorve, transmite e dispersa parte da luz. A interação cirúrgica desta energia radiante com o tecido é causada apenas pela porção da luz que é absorvida, ou seja, a radiação incidente menos a soma das porções reflectida e transmitida.

Os efeitos efectivos nos tecidos produzidos pela energia radiante de um laser variam com o comprimento de onda específico do laser utilizado. Cada tipo de laser apresenta características e efeitos biológicos diferentes nos tecidos, pelo que é útil para diferentes aplicações. No entanto, existem certas semelhanças relativamente à natureza da interação da luz de todos os lasers com os tecidos biológicos. Os lasers utilizados atualmente em medicina e cirurgia podem ser ultravioletas, em que as interacções são uma mistura complexa de aquecimento e foto-dissociação de ligações químicas.

Os lasers mais utilizados emitem luz na região visível ou infravermelha do espetro eletromagnético e a sua principal forma de interação com o tecido biológico é o aquecimento. Por conseguinte, para que a energia radiante de um laser exerça o seu efeito no tecido alvo, tem de ser absorvida pelo tecido alvo e convertida em calor. A dispersão tende a espalhar a energia do laser por uma maior área de superfície do tecido, mas limita a profundidade de penetração. Quanto mais curto for o comprimento de onda da luz, maior é a sua dispersão pelo tecido.

Se a energia radiante for reflectida ou transmitida através do tecido, não ocorrerá qualquer efeito. Para selecionar o sistema laser mais adequado para uma determinada aplicação, o cirurgião deve ter um conhecimento profundo destas quatro características relativas à interação da luz laser com o tecido biológico **(Fuller 1984).**

O laser de óxido de carbono cria uma ferida caraterística. Quando o alvo absorve uma quantidade específica de energia radiante para elevar a sua temperatura para um valor entre 60°C e 65°C, ocorre a desnaturação das proteínas. O branqueamento da superfície do tecido é facilmente visível e a integridade estrutural profunda do tecido é perturbada. Quando a luz laser absorvida aquece o tecido até aproximadamente 100°C, ocorre a vaporização da água intracelular. Isto provoca a formação de vacúolos, a formação de catering e o encolhimento do tecido. A carbonização, desintegração, geração de fumo e gás com destruição do tecido irradiado pelo laser ocorre a várias centenas de graus centígrados.

No centro da ferida existe uma área de vaporização de tecido, onde se notam apenas alguns flocos de resíduos de carbono. Imediatamente adjacente a esta área encontra-se uma zona de necrose térmica com aproximadamente 100 µm de largura. Segue-se uma área de condutividade térmica e reparação, normalmente com 300 a 500 µm de largura. Foram efectuados estudos comparativos com animais experimentais sobre as propriedades histológicas da cicatrização e a resistência à tração da ferida cicatrizada após incisões produzidas por laser e bisturi. Verificou-se que a resistência à tração numa incisão induzida por laser de óxido de carbono era menor até ao vigésimo dia após a lesão; no entanto, ao quadragésimo dia, era igual.

O principal efeito da energia laser é fototérmico, ou seja, a conversão da energia luminosa em calor[16,17,18] . Este efeito térmico da energia laser nos tecidos depende do grau de aumento da temperatura e da correspondente reação da água intersticial e intracelular. A taxa de aumento da temperatura desempenha um papel importante neste efeito e depende de vários factores, como o arrefecimento do local da cirurgia e a capacidade dos tecidos circundantes para dissipar o calor. Os vários parâmetros do laser utilizados no procedimento também são importantes, como o modo de emissão, a densidade de potência e o tempo de exposição. À medida que a energia é absorvida, ocorre aquecimento.

28

Tissue temperature	Observed effect
45°-60°	Denaturation occurs
>60°	Coagulation and necrosis
At 100°C	Water inside tissue vaporizes
>300°C	Carbonization and later phyrolysis with vaporization of bulky tissues

Capítulo 9

Tipos de laser[19]

Desde a descoberta do laser, foram descobertos literalmente milhares de tipos de lasers. Como **Arthur Shawlow terá** dito: "Bata com força suficiente e tudo se libertará". No entanto, apenas um número relativamente reduzido destes lasers encontrou aplicações práticas de base alargada.

Os lasers podem ser classificados em quatro categorias: lasers de descarga de gás, lasers de díodos semicondutores, lasers com bombeamento ótico e "outros", uma categoria que inclui lasers químicos e outros desenvolvidos principalmente para aplicações militares.

LASERS DE DESCARGA DE GÁS:

Os lasers de descarga de gás têm um princípio simples - encher um recipiente com gás, colocar alguns espelhos à sua volta e efetuar uma descarga. Na prática, são muito mais complexos porque a mistura de gás, os parâmetros da descarga e a configuração do contentor têm de ser específica e cuidadosamente concebidos para criar condições adequadas para uma inversão da população. Além disso, há que considerar cuidadosamente a forma como a descarga irá reagir com o seu contentor e com a ótica do laser.

Os tipos mais comuns de lasers de descarga de gás são os lasers de hélio-néon, os lasers de hélio-cádmio, os lasers de iões de gases nobres, os lasers de dióxido de carbono e a família dos lasers de excímero.

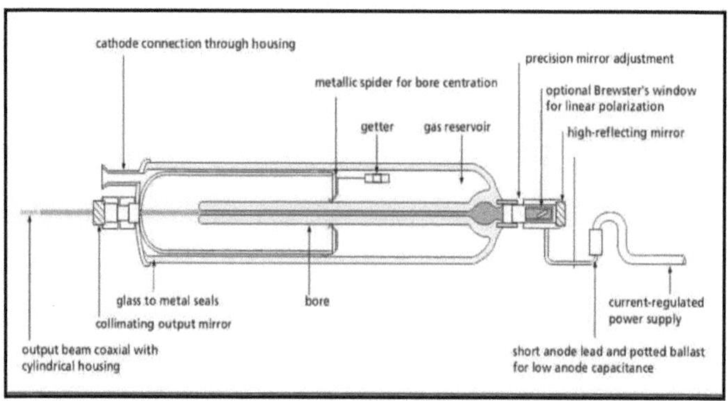

<u>Fig: Construção típica de um laser HeNe</u>

<u>Laser de hélio-néon:</u>

Estes são os segundos lasers a serem descobertos. Um **laser de hélio-neão** ou laser HeNe é um tipo de laser de gás cujo meio de ganho consiste numa mistura de hélio e néon no interior de um tubo capilar de pequeno diâmetro, normalmente excitado por uma descarga eléctrica de corrente contínua. Funciona com uma descarga incandescente de alta tensão (kV) e baixa corrente (mA). Tem diferentes saídas: 633 nm (vermelho), 543 nm (verde), 594 nm (amarelo), 612 nm (laranja), 1523 nm (infravermelho próximo). Cerca de 85% da mistura gasosa é hélio, mas o néon é o verdadeiro meio de laser. Estas lâmpadas são muito pequenas e compactas e têm uma vida útil extremamente longa. A vantagem é que geram muito pouco calor e são facilmente arrefecidos por convecção.

<u>Lasers de hélio-cádmio:</u>

É semelhante ao laser HeNe. Neste tipo, o cádmio encontra-se no estado sólido, o que constitui um meio de laser.

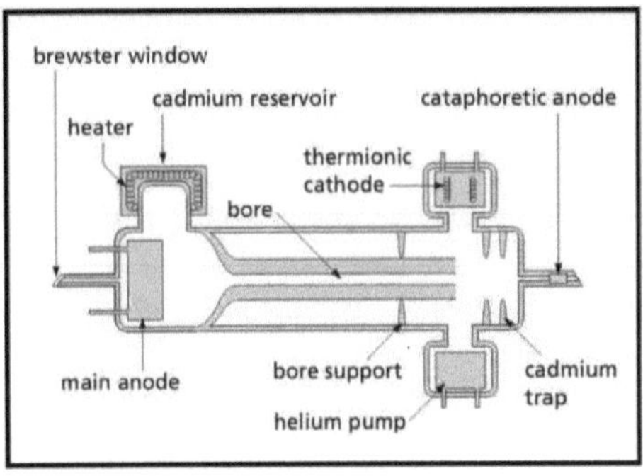

Fig: Construção do laser de HeCd

Lasers de dióxido de carbono:

Os lasers de dióxido de carbono são lasers baseados numa mistura gasosa em que a luz é amplificada por moléculas de dióxido de carbono[20] . Este é o laser médico mais utilizado. O seu comprimento de onda é de 10,6µm[21] . A luz do laser é transformada no tecido em energia térmica, aumentando a temperatura do tecido para 100°C e vaporizando o conteúdo de água do tecido. Este comprimento de onda faz do laser de dióxido de carbono um instrumento de corte preciso, ideal para a excisão de pequenas lesões localizadas em estruturas delicadas. A cirurgia com lasers de óxido de carbono dos tecidos moles orais é geralmente efectuada com uma potência de 5 a 15 watts, em modo pulsado ou contínuo[22] .

Os lasers de dióxido de carbono funcionam com transições moleculares. Quando a mistura de gás de dióxido de carbono é energizada e estimulada para emitir laser, há uma dissociação concomitante da molécula em monóxido de carbono e radical de oxigénio livre (ao contrário dos átomos de árgon ou Nd, que não se separam). A molécula resultante deixa de ser capaz de produzir a luz laser de dióxido de carbono. Esta situação é complicada pelo facto de os eléctrodos do tubo laser emitirem contaminantes que degradam ainda mais a mistura de massa.

As opções para o cirurgião ao solicitar o modo de funcionamento do laser de óxido de carbono incluem CW, Pulsado, Pulsado repetido e Superpulsado. Quanto maior for a potência disponível num laser de óxido de carbono, melhor, mas 50-60 W é satisfatório.

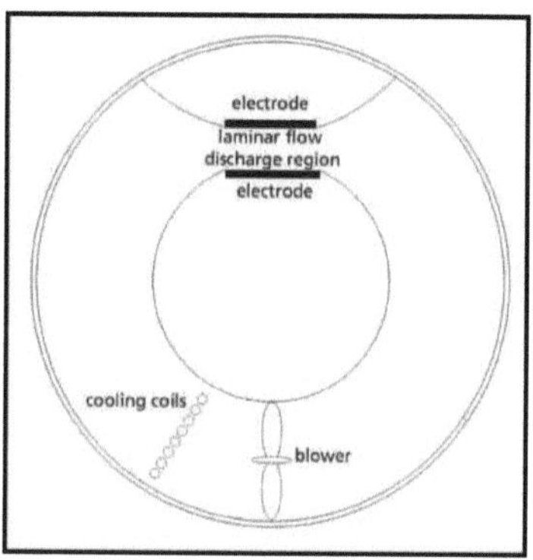

Fig: Esquema dos lasers de dióxido de carbono

Lasers de excímero:

O nome excímero vem de excited dimer[23] , que se refere a um complexo molecular de dois átomos que é estável apenas num estado eletronicamente excitado. A primeira prova experimental de excimer lasing foi obtida por **N.G.Basov et al** em **1970.** São amplamente utilizados em fotolitografia, micro-usinagem e aplicações médicas (cirurgia refractiva dos olhos). Um excimer laser é muito semelhante a um laser de CO_2 pulsado de fluxo transversal. No entanto, a principal diferença é que os gases no sistema são extremamente corrosivos e é necessário ter muito cuidado na seleção e passivação dos materiais para minimizar os seus efeitos corrosivos. Os lasers de excímero têm um comprimento de onda muito curto.

<u>Lasers de díodo semicondutores:</u>

Os lasers de semicondutores, por vezes designados por lasers de díodos, não são lasers de estado sólido.

Estes dispositivos electrónicos são geralmente muito pequenos e consomem pouca energia.

Podem ser integrados em conjuntos maiores, por exemplo, a fonte de escrita em algumas impressoras a laser ou leitores de discos compactos.

Um semicondutor, como o nome indica, está a meio caminho entre um condutor e um isolante (não-metal), no que diz respeito à sua condutividade eléctrica. Verificou-se que os materiais semicondutores que contêm compostos de gálio e arsénio geram raios infravermelhos quando a corrente passa através deles. Isto implica que estes semicondutores convertem a energia eléctrica em fotões. No entanto, quando o cristal de arsenieto de gálio é atravessado por ele, a ação laser tem lugar. Muitos semicondutores servem como materiais laser e foram feitos para "lasear" sob o estímulo da eletricidade em vez da luz que é utilizada para os outros lasers de estado sólido[24]. O comprimento de onda do laser de díodo é fornecido numa onda contínua ou num impulso fechado num modo de contacto. Pode cortar tecidos moles e reduzir a contagem de bactérias nas bolsas periodontais[25].

Existem dois comprimentos de onda diferentes produzidos pelos lasers de díodo cirúrgicos. Um deles utiliza oarseneto de alumínio-gálio para emitir comprimentos de onda de aproximadamente 800 nm, e o outro utiliza oarseneto de índio-gálio para emitir energia luminosa de 980 nm. Estes lasers são utilizados em modo de contacto para corte rápido, vaporização e redução bacteriana de tecido adjacente à estrutura dentária e utilizados em modo sem contacto para coagulação mais profunda[26].

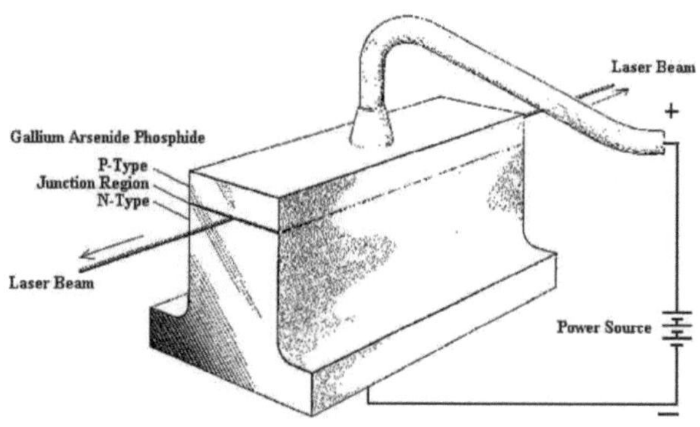

<u>Fig: O laser de díodo básico (de Schawlow 1963)</u>

<u>Lasers de neodímio: ítrio - granada de alumínio (Nd:YAG) :</u>

O Nd:YAG (granada de ítrio e alumínio dopada com neodímio; Nd:Y3Al5O12) é um cristal utilizado como meio de laser para lasers de estado sólido. O dopante, neodímio triplamente ionizado, Nd(III), substitui normalmente uma pequena fração dos iões de ítrio na estrutura cristalina hospedeira do granada ítrio-alumínio (YAG), uma vez que os dois iões têm dimensões semelhantes. É o ião de neodímio que assegura a atividade de laser no cristal, à semelhança do ião de crómio vermelho nos lasers de rubi.

Os lasers Nd:YAG pulsados de funcionamento livre nos Estados Unidos estão disponíveis apenas nos

comprimento de onda de 1064 nm. Têm a mesma utilização que os dispositivos de díodo e árgon; além disso, existem atualmente alguns lasers Nd:YAG pulsados que estão autorizados pela Food and Drug Administration para a remoção selectiva de cáries de primeiro grau, com pouca interação com o esmalte saudável circundante[26] .

Estes lasers têm um comprimento de onda de 1,06µm; são pouco absorvidos pela água e, por isso, penetram profundamente nos tecidos. A energia não é dissipada à superfície (como no caso dos lasers de dióxido de carbono e de árgon), mas dispersa-se no tecido, dependendo do grau de pigmentação do tecido para a absorção.

Harper (1992) demonstrou que o tratamento com laser Nd:YAG pode reduzir a sensibilidade e pode ser efectuado de forma fácil e indolor com uma resposta previsível. Além disso, o laser remove eficazmente a smear layer e expõe as fibras de colagénio na superfície da raiz sem alargar os túbulos.

Capítulo 10

<u>LASERS EXPERIMENTAIS:</u>

<u>TERAPIA FOTODINÂMICA:</u>

A terapia fotodinâmica consiste na administração de um agente químico para sensibilizar o tecido vivo, de modo a que este possa ser ativado por uma fonte de luz com um determinado comprimento de onda, o que resulta na sua destruição celular[27].

A terapia fotodinâmica (PDT) é uma terapia para o cancro e outras doenças que recebeu aprovação regulamentar para várias indicações em muitos países. A sua utilização como tratamento do cancro baseia-se na observação de que certos corantes não tóxicos - conhecidos como fotossensibilizadores (PS) - dos quais o derivado da hematoporfirina (HPD, também conhecido como Photofrin) é o exemplo mais conhecido, se acumulam preferencialmente nos tecidos malignos. A terapia envolve a aplicação de luz visível com o comprimento de onda adequado para excitar a molécula de PS para o estado de singlete excitado. Este estado excitado pode então sofrer um cruzamento intersistemas para o estado tripleto, de energia ligeiramente mais baixa, mas de vida mais longa, que pode então reagir mais tarde por uma ou ambas as vias conhecidas como fotoprocessos de tipo I e de tipo II, ambos requerendo oxigénio. A via do Tipo I envolve reacções de transferência de electrões do estado tripleto do PS com a participação de um substrato para produzir iões radicais que podem depois reagir com o oxigénio para produzir citotóxicos envolve a transferência de energia do estado tripleto dos fotossensibilizadores para o oxigénio molecular no estado fundamental (tripleto) para produzir oxigénio singleto no estado excitado, que pode oxidar muitas moléculas biológicas, como proteínas, ácidos nucleicos e lípidos, e levar à citotoxicidade. A Terapia Foto-Dinâmica tem a vantagem, em relação a outras terapias, da dupla seletividade: não só o PS é direcionado para o tumor ou outra lesão, como também a luz pode ser aplicada com precisão no tecido afetado. Embora tenha sido originalmente desenvolvida como tratamento do cancro, a aplicação mais bem sucedida da terapia fotodinâmica até à data (que recebeu recentemente a aprovação da FDA) foi em oftalmologia, como tratamento da degenerescência macular relacionada com a idade. Outras aplicações não oncológicas da PDT, numa fase menos desenvolvida, incluem tratamentos para a psoríase, a artrite, o esófago de Barretts, a aterosclerose e a reestenose, tanto nas veias como nas artérias[50] .

Capítulo 11

CLASSIFICAÇÃO DOS LASERS[28] :

Os lasers foram classificados quanto aos seus perigos com base na potência, comprimento de onda e duração do impulso. A base desta classificação é o perigo potencial que representam para a habilidade exposta e para o olho não acomodado.

Lasers de classe I:

Os lasers da classe I incluem os lasers que se encontram num invólucro que proíbe ou limita o acesso à radiação laser. Não é suscetível de provocar lesões oculares (exceto se for desmontado). Os leitores de CD-ROM são um exemplo de um produto laser da classe I. Estes lasers têm uma baixa potência radiante e são considerados inadequados para aplicações terapêuticas.

Lasers de classe II:

Os lasers de classe II podem emitir uma energia radiante acessível superior à dos lasers de classe I para a duração máxima inerente ao laser, mas não superior à da classe I para qualquer duração de impulso < 0,25 s (o tempo estimado para pestanejar ou desviar o olhar) e não superior a uma potência radiante média de 1 mW. A saída do laser não se destina a ser visualizada. Um exemplo de um laser da classe IIa é um scanner de ponto de venda de um supermercado.

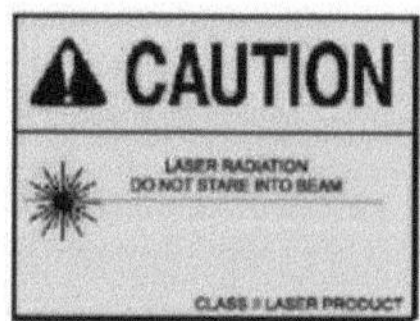

Classe IIIa: Os lasers da classe IIIa têm uma potência entre 1 e 5 vezes superior à dos lasers da classe I para comprimentos de onda inferiores a 0,4 μm ou superiores a 0,7 μm, ou inferior a 5 vezes a da classe II L para comprimentos de onda entre 0,4 μm e 0,7 μm. Estes <u>só</u> constituem <u>um perigo se forem recolhidos e focados no olho</u>. A maioria dos ponteiros laser são lasers IIIa.

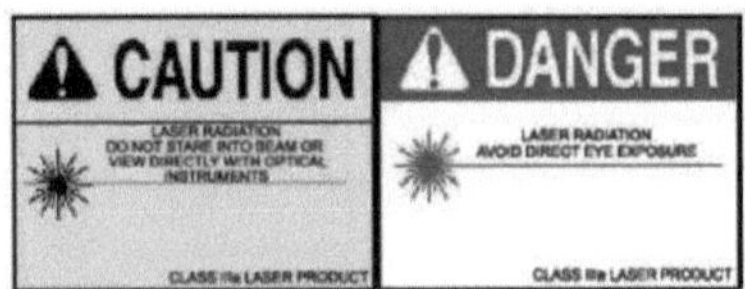

Classe IIIb: Os lasers da classe IIIb são lasers ultravioleta e infravermelhos e sistemas laser que podem emitir uma potência radiante acessível superior à da classe IIIa durante qualquer período de emissão dentro da duração máxima inerente à conceção do laser ou do sistema, mas que - não podem emitir uma potência radiante média superior a 0,5 W durante mais de ou igual a 0,25 s ou não podem produzir uma energia radiante superior a 0,125 J num tempo de exposição > 0,25 s.25 s ou não possam produzir uma energia radiante superior a 0,125 J durante um tempo de exposição superior a 0,25 s. Trata-se de lasers ou sistemas do visível ou do infravermelho próximo que emitem para além do limite IIIa, mas que não podem emitir uma potência radiante média superior a 0,5 W durante um período igual ou superior a 0,25 s e não podem produzir uma energia radiante superior a 0,03 c_a J por impulso. (c_a é um fator de correção que aumenta os valores máximos admissíveis de exposição na banda espetral do infravermelho próximo, com base na propriedade de absorção reduzida dos grânulos de pigmento de melanina presentes na pele e no epitélio pigmentar da retina).

<u>Constitui um perigo se o feixe direto ou refletido for visto.</u>

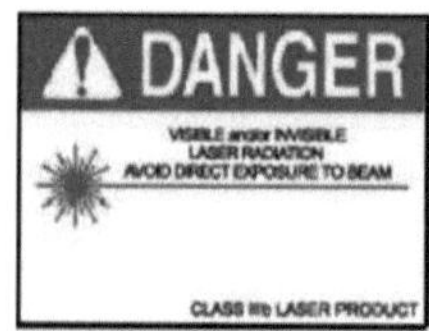

Classe IV: Os limites da classe IV excedem os limites da classe IIIb. A exposição direta e reflectida pode provocar lesões oculares e cutâneas. Os lasers de classe 4 também representam um risco de incêndio.

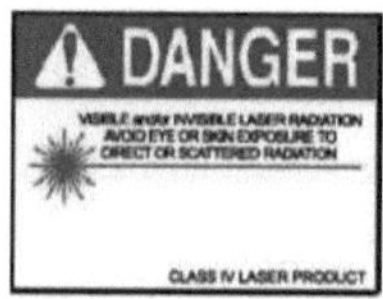

Os efeitos foto-bio-moduladores de doses baixas de lasers de árgon, Nd:YAG e CO_2 foram avaliados para aplicações cirúrgicas e são exemplos de lasers de classe IV

lasers.

Capítulo 12

REVISÃO DA LITERATURA:

Lasers na terapia periodontal não cirúrgica:

A placa bacteriana é conhecida como o principal fator etiológico da doença periodontal inflamatória; por conseguinte, é evidente que o tratamento da doença depende do grau de remoção da placa bacteriana e dos seus factores de retenção[29] . O objetivo do tratamento periodontal é restaurar a compatibilidade biológica das superfícies radiculares periodontalmente doentes para posterior fixação dos tecidos periodontais às superfícies radiculares tratadas[30] .

Tal como referido pela **Academia Americana de Periodontologia**[31] , as aplicações clínicas dos lasers para o tratamento da doença periodontal têm três objectivos, ou seja, o desbridamento sulcular e/ou da bolsa (curetagem a laser), a redução da carga bacteriana subgengival e a destartarização e alisamento radicular.

Os lasers para tecidos moles, como o árgon, o díodo e o Nd:YAG, são uma boa escolha para a redução e coagulação bacteriana, tal como estudado por **Prasad, Raghavendra e Neeraj no ano de 2011**[4] , uma vez que são bem absorvidos pela hemoglobina e cromóforos de melanina; e são uma excelente escolha para utilizar em sulcos periodontalmente envolvidos que tenham tecido inflamado escuro e bactérias pigmentadas.

Ao contrário do tratamento mecânico com instrumentos convencionais, espera-se que a excelente ablação dos tecidos com o tratamento a laser promova a cicatrização dos tecidos periodontais, ablacionando as lesões inflamadas e o revestimento epitelial da parede dos tecidos moles dentro das bolsas periodontais. Este procedimento é mais eficaz para o tratamento de bolsas residuais após a terapia inicial e durante a manutenção[30] . Os lasers de díodo, bem como os lasers de Nd:YAG, são atualmente utilizados para a curetagem de bolsas devido ao seu sistema flexível de entrega de fibras, que é adequado para a inserção na bolsa. No entanto, até à data, existe uma escassez de investigação básica e clínica que forneça apoio científico a estes procedimentos[30] .

Com base na revisão da literatura efectuada por **Charles M. Cobb[32]** , a utilização de comprimentos de onda Nd:YAG ou Er:YAG para o tratamento da periodontite crónica pode ser equivalente à destartarização e ao alisamento radicular no que diz respeito à redução da profundidade de sondagem e das populações bacterianas subgengivais.

Num estudo realizado por **Schwarz et al (2003)[33]** , a terapia periodontal não cirúrgica com laser de Er:YAG e destartarização e planeamento radicular e com laser de Er:YAG isolado pode conduzir a melhorias significativas em todos os parâmetros clínicos investigados, e o tratamento combinado com laser de Er:YAG e destartarização e planeamento radicular não parece melhorar adicionalmente o resultado da terapia em comparação com o laser de Er:YAG isolado.

Folwaczny et al, em 1999[34] , efectuaram um estudo in vitro sobre a "Remoção de substâncias em dentes com e sem cálculo utilizando a radiação do excimer laser XeCL de 308 nm". Os resultados indicaram que é possível uma remoção selectiva do cálculo subgengival criando uma forma homogénea da superfície da raiz com radiação laser excimer de 308 nm. Para além disso, não foram observados sinais de formação de uma camada de esfregaço nem a indução de efeitos secundários térmicos.

Num outro estudo in vitro realizado em **2001[35]** , **Folwaczny et al** mostraram que, para além dos parâmetros físicos da radiação, também os parâmetros de manuseamento clínico, em particular a angulação da ponta de aplicação, têm uma forte influência na quantidade de remoção da substância radicular utilizando a radiação laser Er:YAG.

No ano de 2002[36] , um estudo in vitro sobre os "Efeitos antimicrobianos da radiação laser Er:YAG de 2,94 µm nas superfícies radiculares", **Folwaczny et al** mostraram que, para além da remoção selectiva da placa bacteriana e do cálculo, a radiação laser Er:YAG de 2,94 µm provoca uma redução das bactérias nas superfícies dentárias.

De acordo com **Eberhard et al, em 2003[37]**, foi efectuado um estudo in situ sobre a "Eficácia da remoção de cálculo subgengival com o laser Er:YAG em comparação com o desbridamento mecânico". De acordo com esta investigação, foi demonstrada a capacidade in vivo do laser Er:YAG para remover o cálculo das superfícies radiculares periodontalmente envolvidas, embora a eficácia não tenha atingido a obtida com a instrumentação manual. A falta de remoção de cemento, em contraste com a destartarização e o planeamento radicular, pode qualificar o laser como uma abordagem alternativa durante a terapia periodontal de suporte.

Aoki A, Miura M, Aki Yama F, Nagawa N, Tanaka J, Oda S, Watanabe H (2000)[38] . O objetivo do presente estudo foi avaliar a eficácia da destartarização a laser Er:YAG e as alterações morfológicas e histológicas da superfície radicular destartarizada a laser em comparação com a eficácia e as alterações da superfície radicular produzidas pela destartarização ultra-sónica convencional. Os dentes foram divididos aleatoriamente em 2 grupos para destartarização a laser e destartarização ultra-sónica. A irradiação com laser foi realizada com uma energia de 40 mJ/pulso e 10 pulsos sob pulverização de água com a ponta da sonda em contacto oblíquo com a superfície da raiz. A destartarização ultra-sónica foi realizada com uma potência clinicamente padrão. O tempo necessário para a destartarização da área destartarizada e as alterações de temperatura foram determinados utilizando ambos os métodos de tratamento. As características das superfícies escamadas foram examinadas através de observações histológicas e de microscopia eletrónica de varrimento (SEM). O laser Er:YAG proporcionou a remoção do cálculo subgengival a um nível equivalente ao proporcionado pelo raspador ultrassónico, sem elevação térmica. Macroscopicamente, a superfície da raiz tratada com laser era um pouco mais áspera ou semelhante à da raiz raspada por ultra-sons. No entanto, a eficácia da destartarização a laser foi inferior à da destartarização ultra-sónica. Além disso, o exame histológico revelou uma zona fina e profundamente manchada na superfície da raiz raspada e a análise SEM revelou uma micro rugosidade caraterística na superfície raspada. A destartarização a laser proporcionou um nível de remoção de cálculo semelhante ao proporcionado pela destartarização ultra-sónica. No entanto, o laser Er:YAG produziu micro alterações superficiais, estruturais e térmicas no cemento radicular.

Aoki A, Ishikawa I, Yamada T et al (1998)[39] A ablação efectiva dos tecidos duros dentários através do laser de erbium dopado com ítrio e granada de alumínio (Er:YAG) foi recentemente relatada, e esperava-se a sua aplicação na remoção de cáries e na preparação de cavidades. Os resultados mostraram que o sistema laser Er:YAG é promissor como uma nova modalidade técnica para o tratamento de cáries.

Cofffelt DW, Cobb CM, Mac Neill S, Rapley JW, Killoy WJ (1997)[40] Os lasers Nd:YAG e CO_2 demonstraram ser bactericidas a densidades de energia relativamente baixas. No entanto, a densidades de energia superiores a 120 J/ cm² (CO_2) e 200 J/ cm² (Nd:YAG), a irradiação laser também causa danos irreparáveis na superfície da raiz. O objetivo deste estudo foi determinar, in vitro, o limiar de densidade de energia a partir do qual a ablação microbiana pode ser conseguida, causando o mínimo de danos nas superfícies radiculares dos dentes humanos.

Pares de colónias de E.coli cultivadas em ágar caldo foram tratadas com um laser de CO2 utilizando uma forma de onda pulsada com densidades de energia aproximadas que variam entre 3 e 110 J/cm^2 . Um de cada par de colónias foi então examinado por microscopia eletrónica de varrimento (MEV) e o outro foi subcultivado para detetar micróbios viáveis. As raízes dos dentes extraídos foram ligeiramente descamadas e tratadas com laser de CO2, novamente com feixe pulsado, utilizando densidades de energia aproximadas de 3 a 110 J/cm^2 e examinadas por SEM. Independentemente do nível de densidade de energia, as bactérias residuais puderam ser subcultivadas a partir de todas as colónias microbianas tratadas com laser. A incapacidade do laser para obliterar completamente as colónias microbianas deveu-se provavelmente à profundidade de penetração da energia, à dificuldade em sobrepor com precisão os pontos focais do feixe, ao perfil irregular do feixe e à presença de micróbios na periferia do ponto focal do feixe. A densidade de energia limiar para a obrigação bacteriana foi determinada em 11 J/ cm^2 e a densidade de energia para os danos nas raízes foi de 41 J/ cm^2 . Os danos na raiz foram evidenciados pela carbonização, formação de crateras, derretimento e ressolidificação do mineral da superfície e aumento da porosidade da superfície. Os resultados deste estudo in vitro indicam que, quando utilizado com uma densidade de energia entre 11 e 41 J/cm^2 , o laser de CO2 pode destruir colónias microbianas sem causar danos indevidos na superfície da raiz do dente.

Folwaczny M, George G, Thiel L, Mehl A, Hickel R (2002)[9] O objetivo deste estudo foi determinar a rugosidade das superfícies radiculares após o tratamento com radiação laser Er:YAG de 2,9µm com diferentes energias de radiação e angulações da ponta de trabalho. Foram estudadas amostras de 85 molares, pré-molares, caninos e incisivos.

A fonte de radiação laser foi um dispositivo laser Er:YAG que emitia radiação infravermelha pulsada a um comprimento de onda de 2,94 µm, com uma duração pulsada de 250 µs e uma

taxa de repetição de impulsos de 10pps. Foram formados três grupos experimentais que

receberam níveis de energia de 60 mJ, 100mJ e 180mJ. A rugosidade média (Ra) e máxima

(Rmax) da superfície de cada amostra foi medida utilizando um proliferador. A rugosidade

média e máxima das superfícies radiculares após a irradiação com laser Er:YAG não foi

significativamente diferente da obtida em amostras tratadas com instrumentos manuais

convencionais ou deixadas sem tratamento; além disso, a rugosidade da superfície não

depende da energia de radiação e da angulação da ponta de trabalho.

Folwaczny M., Mehl A., Aggstaller H., Hickel R. (2002)[42] Este estudo in vitro investigou

os efeitos antimicrobianos da radiação laser Er:YAG de 2,94µm nas superfícies radiculares.

O estudo utilizou 125 dentes extraídos que foram divididos em 2 grupos de 15 dentes. Este

estudo demonstrou causar uma redução das bactérias na superfície da raiz. Os organismos

estudados neste relatório foram *E.coli, staphylococcus aureus,*

Actinobacillusactinomycetemcomitans , Eiukenella corrodens ou

Peptostreptococcus micros.

Capítulo 13

LASERS EM PERIODONTIA CIRÚRGICA:

Em 1985, foi publicada a primeira utilização documentada do laser na cirurgia periodontal[52] ; e **Myer e Myer (1985)**[25] modificaram um laser oftálmico de Nd:YAG para utilização dentária.

Existem várias vantagens na utilização de lasers na terapia periodontal. Estas vantagens incluem hemostase, menos inchaço pós-operatório, uma redução da população bacteriana no local da cirurgia, menor necessidade de sutura, cicatrização mais rápida e menos dor pós-operatória[52, 58] . Alguns estudos[6] sugerem que a velocidade de cicatrização das feridas com laser em comparação com as feridas com bisturi não apresenta diferenças; alguns sugerem uma cicatrização mais rápida e outros sugerem uma cicatrização mais lenta[25] .

Tal como estimado por **Rossman em 2002**[6] ; os lasers de árgon, CO_2, díodo e Nd:YAG proporcionam um campo operatório seco e sem sangue. Uma vez que o comprimento de onda do érbio é emitido num modo pulsado de funcionamento livre, a energia térmica não é sustentada durante tempo suficiente para fornecer energia suficiente para alcançar a hemostase.

Quando utilizado num modo sem contacto, a hemostase mínima ocorrerá durante a cirurgia periodontal em comparação com o laser de CO_2 e o laser de Nd:YAG[54] .

Num estudo efectuado por **Goldman H (1949)**[55] ; quando os locais tratados por desepitelização a laser combinada com enxertos ósseos são comparados com locais não tratados em desenhos experimentais de boca dividida, os locais tratados com CO_2 mostram um melhor ganho do nível de fixação e um maior preenchimento ósseo dos defeitos infra-ósseos.

Scott W. Milliken no ano de 2003[56] estimou que durante a cirurgia a laser, a hemorragia é quase completamente eliminada, criando um campo seco com uma visibilidade óptima, o que em muitos casos reduz o tempo de operação. Os vasos linfáticos no campo cirúrgico também são selados durante os procedimentos a laser, resultando num inchaço pós-operatório limitado. Os lasers são significativamente mais fáceis do que o bisturi para negociar as curvas, contornos e dobras da boca, o que também pode reduzir o tempo cirúrgico. A dor pós-operatória é reduzida ou eliminada em 90% das vezes, aparentemente devido à selagem das fibras nervosas periféricas. Os lasers causam cicatrizes mínimas ou inexistentes e a sutura quase nunca é necessária. A contagem de bactérias é reduzida, minimizando as hipóteses de infeção.

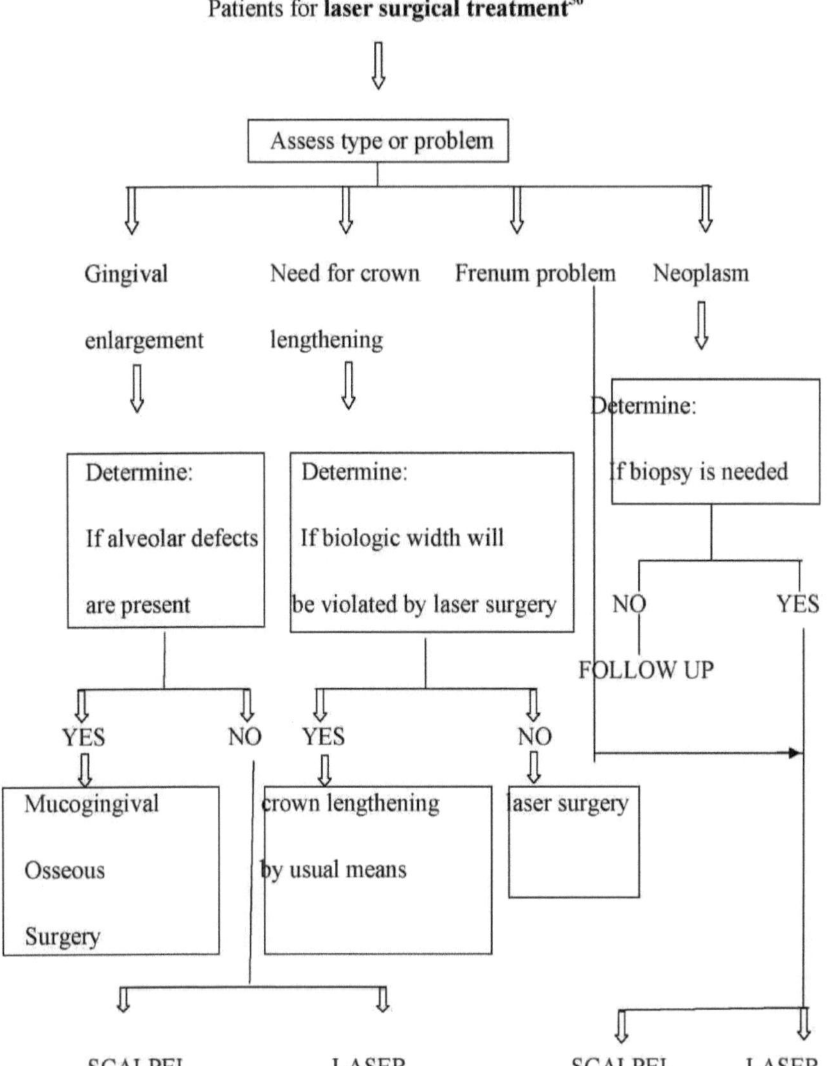

Patients for laser surgical treatment[56]
Assess type or problem
Gingival enlargement
Need for crown lengthening
Frenum problem
Neoplasm
Determine: If alveolar defects are present
Determine: If biologic width will be violated by laser surgery
Determine: If biopsy is needed
NO
YES
FOLLOW UP
YES
NO
YES
NO
Mucogingival Osseous Surgery
crown lengthening by usual means
laser surgery
SCALPEL
LASER
SCALPEL
LASER

<u>Utilização do laser em periodontia</u>:

<u>Tecidos moles orais</u>:

Os lasers de CO_2, Nd:YAG e de díodo são utilizados para vários procedimentos intra-orais de tecidos moles, tais como frenectomia, gengivectomia e gengivoplastia, desepitelização de retalhos periodontais reflectidos, remoção de tecido de granulação, exposição de segunda fase de implantes dentários, ablação de lesões, biópsias incisionais e excisionais de lesões benignas e malignas, irradiação de úlceras apicais, coagulação de locais dadores de enxertos gengivais livres e despigmentação gengival[32] .

De acordo com as estimativas de **Charles M. Cobb**[32] , as supostas vantagens dos lasers em relação à cirurgia com bisturi incluem o aumento da coagulação, que permite um campo cirúrgico seco e uma melhor visualização; a capacidade de ultrapassar curvaturas e dobras dentro dos contornos dos tecidos; a esterilização da superfície dos tecidos e, por conseguinte, a redução da bacteriemia, a diminuição do inchaço, do edema e das cicatrizes; a diminuição da dor; uma resposta de cicatrização mais rápida; e uma maior aceitação por parte dos doentes.

<u>Tecidos duros orais</u>:

Efeito dos lasers na cicatrização óssea: a cicatrização do osso após ostectomia, osteoplastia ou preparação do local do implante é complexa, envolvendo respostas locais e sistémicas e uma variedade de tipos de células, enzimas e factores de crescimento, citocinas e outros tipos de proteínas sinalizadoras.

Num estudo efectuado por **Spencer et al**[48] , foram comparados, in vitro, os lasers de CO_2 e Nd:YAG utilizando densidades de energia comparáveis relativamente aos seus efeitos na temperatura da superfície óssea durante a ablação dos tecidos moles sobrejacentes. As densidades de energia variaram entre 688 e 1286 J/cm^2 , e os testes foram efectuados com e sem arrefecimento da superfície com ar/água. Os resultados mostraram que a temperatura da superfície óssea aumenta de 1,4 a 2,1°C para o laser de CO_2 e de 8,0 a 11,1°C para o laser de Nd:YAG. Apesar de se tratar de um estudo in vitro, estes resultados indicam que, ao ablacionar tecidos moles relativamente finos suportados por osso subjacente, o laser de Nd:YAG deve ser utilizado com baixas densidades de energia durante curtos intervalos de tempo.

Modificações da superfície radicular induzidas por laser - **Aoki et al em 2004**[49] estudaram a modificação da superfície do cemento e da dentina utilizando uma variedade de comprimentos de onda de laser, principalmente CO_2, Nd:YAG, Er:YAG e laser de díodo. O seu estudo mostrou que o laser Er:YAG parece ser o instrumento de eleição para a remoção eficaz do cálculo, para o condicionamento da raiz e para a criação de uma superfície biocompatível para a reintegração de células ou tecidos.

Efeitos dos lasers sobre as bactérias e o cálculo: Num estudo in vivo[50] , que refere reduções nas bactérias patogénicas após a irradiação com o laser Nd:YAG, verificou-se uma diminuição de *Porphyromonas gingivalis* (Pg), *Prevotella intermedia* (Pi) e *Actinobacillus actinomycetemcomitans* (Aa). No entanto, os dentes extraídos 7 dias após o tratamento exibiram recolonização das superfícies radiculares subgengivais irradiadas com laser por múltiplos morfotipos de bactérias.

Destartarização, alisamento radicular e curetagem - Esta é uma das questões mais controversas que a medicina dentária a laser enfrenta atualmente. Os estudos in vitro mostraram que o Nd:YAG em bruto, quando em contacto com as superfícies radiculares, apresenta rastreio, carbonização e fraca fixação fibroblástica às superfícies radiculares. Com a utilização de Nd:YAG revestido a safira, os danos na superfície radicular são insignificantes e, com a utilidade do Nd:YAG pulsado assistido por ar e água in vivo, mostram que a destartarização parece ser totalmente segura e, num futuro próximo, os lasers podem ser utilizados para algum tipo de destartarização e alisamento radicular[32] .

Capítulo 14

TERAPIA LASER DE BAIXA INTENSIDADE (LLLT):

A terapia laser de baixa intensidade oferece inúmeras vantagens. Para além da vantagem principal de não ser cirúrgica, promove a cicatrização dos tecidos e reduz o edema, a inflamação e a dor.

O princípio da utilização da terapia laser de baixa intensidade consiste em fornecer energia luminosa bioestimuladora direta às células do corpo. Os fotorreceptores celulares podem absorver a luz laser de baixo nível e passá-la para as mitocôndrias, que produzem prontamente o combustível da célula, o ATP.

O benefício de tratamento mais popularmente descrito da LLLT é a cicatrização de feridas. **Mester et al** realizaram um estudo de microscopia eletrónica que mostrava evidências de fibrilhas de colagénio acumuladas e vesículas electrondensas intracitoplasmaticamente nos fibroblastos estimulados pelo laser, em comparação com áreas não tratadas. Além disso, a medição da incorporação de 3H-timidina mostrou uma reprodução celular acelerada e um aumento dos níveis de prostaglandina após a irradiação. O aumento da microcirculação pode ser observado com o aumento da vermelhidão à volta da área da ferida; durante a fase inicial do tratamento, o doente pode sentir a sensação transitória de picadas de alfinete, que se pensa ser uma prova da aceleração da cicatrização da ferida.

A utilização de LLLT ajuda a controlar os sintomas e a condição da periodontite. O efeito anti-inflamatório mostra ou pára a deterioração dos tecidos periodontais e reduz o inchaço para facilitar a higiene em conjunto com outros tratamentos de destartarização, alisamento radicular, curetagem ou tratamento cirúrgico. Como resultado, há uma cicatrização acelerada e menos desconforto pós-operatório. Estudos relatam a estimulação de fibroblastos periodontais humanos, redução do índice de gengivite, da profundidade de bolsa, do índice de placa, do fluido gengival e dos níveis de metaloproteinase-8 (Qadri et al 2004), e há resultados positivos após gengivectomias. Neste último estudo, a avaliação biométrica mostrou uma melhoria da cicatrização durante o período de 21 e 28 dias no grupo com laser. A avaliação clínica mostrou melhor reparação principalmente após o terceiro dia para o grupo ativo[51] .

Capítulo 15

Segurança laser:

A segurança é uma parte integrante do tratamento dentário com um instrumento laser. De

acordo com **Pamela J. Piccione**[43] , existem três facetas para a segurança do laser:

1) O processo de fabrico do instrumento

2) Funcionamento correto do aparelho, e,

3) A proteção pessoal da equipa cirúrgica e do doente.

Os requisitos gerais de segurança incluem um sinal de aviso de laser no exterior da clínica, a

utilização de barreiras no interior do bloco operatório e a utilização de óculos de proteção

contra a luz laser reflectida ou a exposição direta acidental[44] .

Proteção dos olhos:

A sensibilização para o primeiro tipo de proteção ocular remonta a 1962, com o

desenvolvimento do laser de rubi. O olho é um alvo crítico para as lesões provocadas por

laser. O dentista, o assistente, o doente e outras pessoas que se encontrem dentro da zona de

perigo nominal estão em risco devido à radiação direta e reflectida dos lasers da Classe III e

da Classe IV[45] . É essencial usar os óculos de proteção correctos quando se utilizam lasers

dentários, porque os diferentes comprimentos de onda disponíveis podem e irão danificar

rapidamente várias partes dos olhos desprotegidos.

A lesão da retina ocorre principalmente com lasers que têm uma maior profundidade de

penetração e são altamente absorvidos pelo pigmento. Estes lasers têm comprimentos de onda

mais curtos e incluem o árgon, o hélio-néon, o díodo e o Nd:YAG . As lesões da retina

induzidas por laser resultam geralmente numa perda irreversível da função visual.

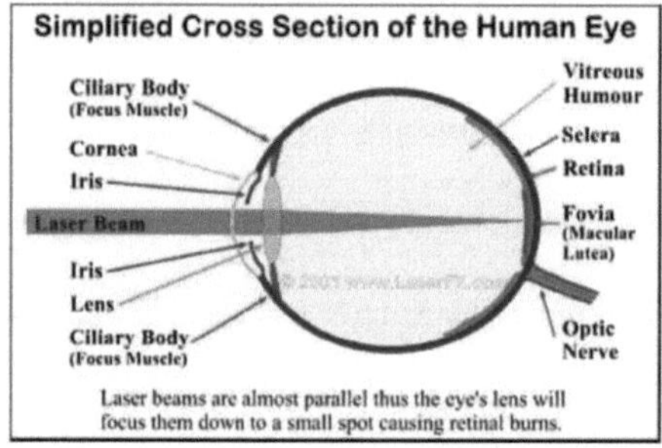

Fig: Secção transversal do olho humano que foca o feixe laser

Em geral, os óculos de proteção devem ter uma densidade ótica (DO) de pelo menos 4 para o dispositivo de emissão laser específico[46] .

Estão disponíveis comercialmente diferentes tipos e estilos de proteção ocular para laser. Alguns óculos têm lentes quase transparentes, ao contrário das lentes escuras que podem ser mais difíceis de ver através delas. Todos os óculos devem ter protecções laterais para proteger os olhos da energia laser reflectida. Independentemente da proteção ocular, o profissional nunca deve olhar diretamente para o feixe de laser. A ativação do feixe laser em alturas diferentes do disparo de ensaio ou em direção ao tecido alvo pretendido não é segura e apresenta riscos reais de feixe direto ou refletido.

Perigos para a pele: A pele é menos vulnerável a lesões do que o olho. A exposição da pele a raios laser de alta potência (1 ou mais watts) pode causar queimaduras. A um nível inferior a cinco watts, o calor do feixe laser provocará uma reação de arrepio antes de ocorrerem danos graves. A sensação é semelhante à de tocar em qualquer objeto quente, tendemos a afastar a mão ou a deixá-la cair antes de ocorrerem danos maiores.

Com lasers de maior potência, pode ocorrer uma queimadura, apesar de a reação de recuo poder afastar rapidamente a pele afetada do feixe. Estas queimaduras podem ser bastante dolorosas, uma vez que a pele afetada pode ser cozinhada e formar uma lesão dura que demora muito tempo a cicatrizar.

Riscos não relacionados com o feixe:

Para além dos perigos do feixe laser, é também necessária proteção contra outros perigos associados ao funcionamento do laser. Estes riscos não relacionados com o feixe incluem explosões, choques eléctricos, líquidos criogénicos, líquidos inflamáveis, ruído, raios X, radiação UV e contaminantes do ar gerados pelo laser[47] .

Perigos de combustão:

Os sólidos, líquidos e gases inflamáveis utilizados no ambiente cirúrgico podem inflamar-se facilmente se forem expostos ao raio laser.

Riscos eléctricos:

Os perigos eléctricos são agrupados em perigos de choque elétrico, perigos de incêndio elétrico ou perigos de explosão. Estes ocorrem principalmente com lasers cirúrgicos de classe IV que utilizam corrente e tensão muito elevadas.

Proteção a tomar durante o funcionamento:

> Todas as entradas do bloco operatório devem ser claramente assinaladas com um sinal de remoção que contenha as palavras "PERIGO" e "RADIAÇÃO LASER". Evitar a exposição dos olhos ou da pele à radiação direta ou dispersa.

> Para evitar riscos eléctricos durante o funcionamento, o chão da sala de operações deve ser mantido seco e deve evitar-se a utilização de líquidos ou gases inflamáveis ou explosivos na sala de operações.

> Para proteção dos olhos, o doente e o operador devem usar óculos de proteção ou dispositivos de rastreio.

> A ventilação, a evacuação ou outros métodos de proteção respiratória podem controlar os contaminantes transportados pelo ar.

> Devem ser utilizadas técnicas de anestesia especiais. Deve ser utilizado um tubo de borracha vermelha ou de silicone. O tubo pode ser envolvido com fita de alumínio de 1/3 a 1/2 polegada. Desta forma, se o feixe atingir o tubo, será refletido e não o penetrará nem se inflamará. Os tubos de PVC devem ser evitados porque produzem produtos de decomposição tóxicos e criam uma destruição extensiva dos tecidos associada à combustão do material de PVC.

> Os instrumentos altamente reflectores e os que têm superfícies espelhadas devem ser evitados, uma vez que provocam danos nos tecidos não visados.

> Devem ser tomadas precauções especiais em relação aos dentes quando o laser de CO_2 é utilizado nos tecidos moles circundantes. A proteção pode ser utilizada como um método eficaz para evitar o contacto inadvertido do feixe com o esmalte do dente ou com as superfícies da raiz.

> O operador deve estar sempre atento à localização do pedal para evitar a ativação acidental do feixe laser. O pedal deve ser coberto por uma cobertura metálica.

Capítulo 16

DISCUSSÃO:

Os lasers têm vindo a ser utilizados de forma alargada e interessante em medicina e cirurgia desde o desenvolvimento do laser de rubi por **Maiman** em 1960.

Os lasers, tal como foi descrito anteriormente, têm sido utilizados em vários campos da medicina dentária e têm aplicações iguais no mundo da periodontia. São muitos os parâmetros a ter em conta na seleção de um laser adequado.

Entre os lasers necessários no campo da medicina dentária, que incluem o CO_2 (comprimento de onda de 10,6 μm), Nd:YAG (1,064 μm) e lasers de díodo, o laser Er:YAG (comprimento de onda de 2,94 μm) tem sido relatado como o laser mais promissor para o desbridamento da superfície radicular, devido à sua capacidade de ablação eficaz do tecido duro dentário, lesões de cárie e cálculo dentário. Em contraste, a aplicação do laser de CO_2 e Nd:YAG para o tratamento de tecidos duros tende a resultar em efeitos deletérios, como a carbonização, a fusão e a desnaturação de proteínas, com a consequente formação de substâncias tóxicas, bem como alterações de composição nos tecidos irradiados.

Num dos estudos, o cemento radicular e a dentina foram submetidos a uma análise da composição após a irradiação com Er:YAG e CO_2. Verificou-se que as alterações químicas foram mais acentuadas no grupo do CO_2. Não foram observados subprodutos tóxicos que pudessem inibir a reinserção e a migração de fibroblastos nas superfícies do cemento e da dentina após o tratamento com o laser Er:YAG.

Passando a outro aspeto dos lasers, não podemos deixar de falar de um dos seus principais parâmetros, a densidade de energia. Trata-se de um conceito semelhante ao de densidade de potência. A densidade de energia é a densidade de potência aplicada ao longo do tempo. Está demonstrado que o laser de CO_2 quando utilizado entre 11 e 41 J/cm^2 pode destruir colónias microbianas sem causar danos indevidos à superfície radicular. Independentemente da densidade de energia, outro estudo demonstrou que houve uma redução considerável nos níveis de *Aggregatebacter actinomycetemcomitans, Porphyromonas gingivalis* e *Prevotella intermedia* após uma irradiação com laser Nd:YAG.

Durante o tratamento destes casos de periodontite, deparamo-nos frequentemente com dentes móveis. A mobilidade dos dentes é um dos primeiros sinais clínicos da doença periodontal. É muito útil em termos de diagnóstico e terapêutica poder registar a mobilidade dentária com um elevado grau de precisão. Foi efectuada uma investigação laboratorial com diferentes métodos laser para a medição da mobilidade dentária. Um novo método, o método de reflexão do laser, provou ser o mais adequado para uso clínico. O dente cujo movimento deve ser estudado é iluminado com um feixe de laser. A reflexão da superfície do dente é lançada contra um ecrã com um sistema de coordenadas. Se a distância entre o dente e o ecrã for conhecida, o movimento do dente pode ser calculado geometricamente. Cada dente tem a sua própria imagem de reflexão e não há dificuldade em obter o mesmo padrão de reflexão nas medições.

A hipersensibilidade dentinária, uma palavra não muito rara para qualquer dentista/ periodontista, coloca-o por vezes numa posição dilemática. Muitas modalidades de tratamento, especialmente a aplicação de fluoretos, cloreto de estrôncio e nitrato de potássio, têm sido amplamente estudadas e também com resultados positivos. O laser, especialmente o Er:YAG, foi estudado e demonstrou estar a melhorar esta condição. Prevê-se que a aplicação do laser Er:YAG diminua os movimentos do fluido dentinário através da evaporação da sua camada superficial.

Outro desafio terapêutico sério que enfrentamos em periodontia é o tratamento bem-sucedido de bolsas intra-ósseas para obter uma nova inserção. Foi demonstrado que a proliferação epitelial apicalmente, ao longo da superfície radicular, interfere com o estabelecimento de uma nova inserção de tecido conjuntivo. A presença de inflamação também demonstrou estimular a migração epitelial na direção apical. Tanto o grau de inflamação como a "corrida" entre a maturação do tecido conjuntivo (coronalmente) são factores importantes que influenciam o desenvolvimento de uma nova fixação da unidade dentogengival após a intervenção cirúrgica.

Juntamente com muitos outros novos materiais de fixação e regeneração utilizados para o efeito, os lasers também têm sido estudados. Os lasers de CO_2 têm sido utilizados eficazmente para retardar o crescimento do epitélio num defeito periodontal tratado. De facto, foi demonstrado que alteram o curso da cicatrização.

As avaliações histológicas dos dentes/espécimes tratados com CO_2 foram caracterizadas por uma migração limitada do epitélio juncional, com a maior parte do entalhe criado a ser preenchido por tecido conjuntivo. Também se registou uma diminuição das células inflamatórias.

Investigações recentes sugerem que o laser Nd:YAG pode ser utilizado para a recuperação de implantes na segunda fase. No entanto, os resultados dos estudos actuais que utilizam o laser de Nd:YAG para este procedimento indicam que o laser altera a configuração da parte do implante tocada pelo laser. Até ao momento, os lasers de CO_2 e de árgon parecem ser os lasers de eleição para determinados procedimentos de implantes de fase II (no momento da revelação).

Os relatos de casos também sugerem atualmente que alguns dos procedimentos com laser de árgon, CO_2 e Nd:YAG podem ser realizados sem qualquer tipo de anestesia. Este facto não foi comprovado por quaisquer estudos controlados até à data.

Outra vantagem maravilhosa da utilização do laser é a aceitação por parte dos doentes. Os pacientes e o público em geral estão bem cientes dos lasers e dos seus avanços, e aceitam facilmente a terapia a laser. A maioria dos médicos dentistas que utilizam lasers na sua rotina diária relatam um crescimento da prática e um aumento das referências de pacientes e dos rendimentos.

Capítulo 17

<u>**ASPECTOS FUTUROS E CONCLUSÃO:**</u>

O conceito de tratamento periodontal mudou radicalmente nas últimas décadas, passando de uma abordagem cirúrgica muito agressiva de eliminação de bolsas para um tratamento conservador. Atualmente, o objetivo do tratamento é apenas remover os agentes causadores da doença periodontal. Relativamente a este aspeto, a utilização de lasers no tratamento periodontal pode ser o próximo passo para um tratamento mais conservador.

Em Periodontologia, a utilização do laser Nd:YAG restringe-se ao domínio da gestão dos tecidos moles, não sendo possível a ablação de cálculos. A utilização de lasers de CO_2 convencionais corre o risco de sobreaquecimento térmico da polpa. Além disso, devido às características de absorção, ocorre uma destruição descontrolada do tecido gengival, bem como do cemento e do esmalte. Os lasers Excimer e Er:YAG podem ser utilizados para remover o cálculo, mas ocorre uma ablação descontrolada da estrutura saudável do dente. O laser Alexandrite de dupla frequência (377 nm) permite uma ablação selectiva do cálculo com base nas diferenças naturais de absorção. O cálculo e a placa microbiana são removidos rápida e facilmente, enquanto o cemento e outras estruturas dentárias saudáveis permanecem inalteradas.

O tratamento tradicional requer uma cureta para efetuar os procedimentos cirúrgicos, este instrumento causou muitos danos nos tecidos saudáveis próximos. Com a **medicina dentária a laser** moderna, libertamo-nos do ruído horrível das brocas, do tratamento indolor, dos danos mínimos ou nulos nos tecidos circundantes e, o melhor de tudo, o calor gerado pelo laser mata todas as bactérias, pelo que também não há hipótese de infecções bacterianas. A Tomografia de Coerência Ótica é uma nova tecnologia que permite ao dentista ver o interior de um dente. Esta tecnologia revolucionária pode fazer uma enorme diferença no futuro da medicina dentária.

Com o objetivo de estabelecer uma gengiva clinicamente saudável e de prevenir uma maior perda de aderência, a utilização do laser de Alexandrite de dupla frequência parece ser um passo muito promissor para o futuro da terapia periodontal. Além disso, a expetativa de uma terapia de manutenção sólida será satisfeita com a utilização deste laser.

Existe um grande potencial para os lasers serem desenvolvidos de modo a incluírem futuros e funções adicionais. O laser de Alexandrite (dopado com crómio: berílio-alumínio - óxido de crisoberilo) para uso clínico é amplamente aceite devido à sua excelente capacidade de remover o cálculo dentário de um modo seletivo sem ablação do esmalte ou cemento subjacente da superfície do dente.

Está indicada mais investigação sobre a potencial utilização da energia laser na terapia periodontal e a literatura científica deve ser seguida para futuros desenvolvimentos. Este é um campo excitante com muitas possibilidades promissoras a serem investigadas e representa uma área que pode vir a revelar-se rica em utilidade no contexto da periodontia.

A cirurgia a laser, quando comparada com a criocirurgia e a eletrocirurgia, apresenta um melhor resultado, com uma cicatrização mais rápida, sem necessidade de sutura e com muito menos hemorragia e edema. Na cirurgia por laser, o dano tecidular é superficial e há menos danos térmicos no músculo e no tecido.

As principais vantagens do laser são o facto de haver uma hemorragia mínima, a esterilização da ferida, 90% menos dor, um edema mínimo, uma melhor cicatrização e a não necessidade de sutura.

A segurança do laser tem de ser mantida durante a cirurgia. O operador deve usar óculos de proteção e os olhos do doente devem ser cobertos com gaze molhada. Não devem ser utilizados instrumentos metálicos, uma vez que a luz do laser pode refletir-se e ferir os outros tecidos.

O laser abre, assim, um caminho muito promissor para a investigação que pode, em última análise, conduzir não só a um maior controlo da gengivite, mas também a mudanças revolucionárias na periodontia.

Capítulo 18

BIBILOGRAFIA:

1 .) S.Parker. Introdução, história dos lasers e produção de luz laser. British Dental Journal 2007;202(1):21-31.

2 .) Ajay Mahajan. Lasers em Periodontia: A Review. Jornal Europeu de Medicina Dentária e Medicina 2011;3(1):1-11.

3 .) S.Parker. introdução, história dos lasers e produção de luz. British Dental Journal 2007;202 (1):21-31.

4 .) Prasad SSV, Raghuvendra Reddy N, Neeraj Agarwal. Lasers em Periodontia: A Review. Indian J Stomatol 2011;2(3):179-82.

5 .) Yukana RA, Scott JB, Aichelmann-Reidy ME, Le Blanc DM, Mayer ET. Avaliação clínica da velocidade e eficácia da remoção de cálculo subgengival em dentes com raízes individuais com pontas ultra-sónicas revestidas a diamante. J Periodontol 1997;68:436-42.

6 .) Lasers em Periodontia: J Periodontol 2002;73:1231-1239.

7 .) Charles M. Cobb. Revisão encomendada pela AAP: J Periodontol 2006;77(4):545-564.

8 .) Roy George. Laser em Medicina Dentária: Uma revisão. Jornal Internacional de Clínicas Dentárias 2009;1(1):13-19.

9 .) Laser e suas aplicações. Série Ciência e Tecnologia Popular. 1-50.

10 .) Swati S. Acharya, Satyanarayana TSV, Ramachandra Prabhakar. Lasers em Odontologia - Uma Revisão. Anais e Essências da Odontologia 2012; vol.4(4):66-72.

11 .) L.C. Martens. Física do laser e revisão das aplicações do laser em medicina dentária para crianças. Arquivos Europeus de Odontopediatria 2011;12(2):61-67.

12 .) Janet Hatcher Rice. Integração de laser para uma dentisteria cosmética óptima. www.dentistryiq.com.

13 .) White JM, et al. Orientações curriculares e normas para o ensino do laser dentário. Proc SPIE, 1998;3593:110-122.

14 .) Thomas GM, Ashiman V, George AI, Denny JP. Current Science 1993;64:221-22.

15 .) Robert A. Convissar: The Biologic rationale for the use of lasers in dentistry. Dent Clin N Am 48(2004):771-794.

16 .) Seema Gupta, Sandeep kumar. Lasers em medicina dentária - uma visão geral. Tendências Biomater. Artif Organs 2011;25(3):119-123.

17 .) Dederich D. Interação dos tecidos com o laser. Alpha Omegan 1991;84:33-6.

18 .) Wilder-Smith P, Lin S, Nguyen A. morphological effects of ArF excimer laser irradiation on enamel and dentin. Lasers Surg Med 1997; 20:142-8.

19 .) Tipos de lasers. Introdução à tecnologia laser www.cvimellesgriot.com.

20 .) Encyclopedia of laser physics and technology. WWW.rp-photonics.com/CO2- lasers.html.

21 .) Peter Rechmann, Thomas Hennig. Lasers em Periodontologia Novas Tendências. J Oral Laser Applications 2002;2:7-14.

22 .) Lasers em Periodontia. J Periodontol 2002;73:1231-1239.

23 .) Dirk Basting, Klaus Pippert. História e perspectivas futuras da tecnologia de excicmer laser. Riken Review No. 43 (janeiro, 2002).

24 .) Lasers e suas aplicações: Série Ciência e Tecnologia Populares.

25 .) Stuart Coleton. Lasers em periodontia cirúrgica e medicina oral. Dent Clin N Am

48(2004);937-962.

26 .) Timothy C. Adams, Peter K. Pang. Lasers em medicina dentária estética. Dent Clin N Am 48(2004);833-860.

27 .) Panos Chandros et al. Lasers med. Sci. Photodynamic therapy as an adjunct to non- surgical periodontal treatment in patients on periodontal maintenance: a randomized control clinical trial. 2008:1-8.

28 .) Classificação dos lasers. www.uptawwa.ca

29 .) Seyyed Amir Seyyedi, Ehsan Khashabi, Farnaz Falaki. Aplicações de laser em Periodontia. J Lasers Med Sci 2012;3(1):26-32.

30 .) Akira Aoki, Katia miyuki Sasaki, Hisashi Watanabe. Lasers na terapia periodontal não cirúrgica: Periodontologia 2000, vol 36, 2004, 59-97.

31 .) Declaração da Academia Americana de Periodontologia sobre a eficácia dos lasers no tratamento não cirúrgico da doença periodontal inflamatória. JOP 2011 (513-514).

32 .) Charles M. Cobb. Lasers em periodontia: Uma revisão da literatura. J Periodontol 2006;77:545-564.

33 .) Schwarz F et al. Avaliação clínica de um laser Er:YAG combinado com destartarização e alisamento radicular para tratamento periodontal não cirúrgico. J Clin Periodontol 2003;30:26-34.

34 .) Folwaczny M et al. Remoção de substâncias em dentes com e sem cálculo utilizando radiação laser excimer XeCl de 308nm: uma investigação in vitro. J Clin Periodontol 1999;26:306-312.

35 .) Folwaczny M et al: o efeito da angulação da ponta de trabalho na remoção da

substância radicular utilizando radiação laser Er:YAG: um estudo in vitro. J Clin Periodontol 2001; 28:220-226.

36 .) Folwaczny M et al. Efeitos antimicrobianos da radiação laser Er:YAG de 2,94µm nas superfícies radiculares: um estudo in vitro. J Clin Periodontol 2002;29:73-78.

37 .) Eberhard J et al. Efficacy of subgingival calculus removal with Er:YAG laser compared to mechanical debridement: Um estudo in situ. J Clin Periodontol 2003; 30:511-518.

38 .) Aoki A et al. Avaliação in vitro da destartarização a laser Er:YAG do cálculo subgengival em comparação com a destartarização ultra-sónica. J Periodont Res 2000; 35:266-277.

39 .) A. Aoki et al. comparação entre o laser Er:YAG e a técnica convencional para o tratamento de cáries radiculares in vitro. J Dent Res 77(6):1404-1414, junho de 1998.

40 .) Coffelt DW et al. determinação do limiar de densidade de energia para a ablação de bactérias por laser: um estudo in vitro. J Clin Periodontol 1997; 24:1-7.

41 .) Folwaczny M et al. rugosidade da superfície radicular após irradiação com laser Er:YAG com diferentes energias de radiação e angulações da ponta de trabalho. J Clin Periodontol 2002;29:598-603.

42 .) Folwaczny M, Mehl A., Aggstaller H., Hickel R. efeitos antimicrobianos da radiação laser Er:YAG de 2,94µm nas superfícies radiculares: um estudo in vitro J Clin Periodontol 2002;29:73-78.

43 .) Pamela J., Picciona RDA. Segurança do laser dentário. Dent Clin N Am

48(2004):795-807.

44   .) Roy George: Laser em Odontologia - Revisão Int. J Dent Cli 2009;1(1):13-19.

45 .) Norma Nacional Americana para a utilização segura de lasers. ANSI Z 136. 12000. Orlando (FL): Laser Institute of America:2000.

46 .) Norma Nacional Americana para a utilização segura de lasers em instalações de cuidados de saúde. ANSI Z 136.3-1996. Orlando (FL): Laser Institute of America, 1996.

47 .) www.Laser safety, environmental, health and safety services- Virginia tech.

48 .) Spencer P, Cobb CM, Wieliczka DM et al. Alteração da temperatura do osso subjacente durante a ablação a laser de tecidos moles. J Periodontol 1998; 69:1278-1282.

49 .) Aoki A, Sasaki KM, Watanaba H et al. Lasers na terapia periodontal não cirúrgica. Perio 2000 2004; 36:59-97.

50 .) Cobb CM, Mc Ca Wley TK, Killoy WJ. Um estudo preliminar in vivo sobre os efeitos do laser Nd:YAG nas superfícies radiculares e na microflora subgengival. J Periodontol 1992; 63:701-707.

51 .) Grace Sun, Jan Tuner. Terapia laser de baixa intensidade em medicina dentária. Dent Clin N Am 48(2004): 1061-1076.

52 .) Pick Ph, Pecaro BC, Silberman CJ. A giingivectomia a laser. A utilização do laser de CO_2 para a remoção de hiperplasia de fenitoína. J Periodontol 1985; 56:492-4.

53 .) Rossman JA, Gottleib S, Koudelka BM et al. Efeitos da irradiação laser de CO_2 na

gengiva. J Periodontol 1987; 58:423-5.

54 .) Coluzzi DJ. Uma visão geral dos comprimentos de onda do laser utilizados em medicina dentária. Dent Clin N Am 2000;44:753-76.

55 .) Goldman H. A rationale for the treatment of the infrabony pocket, one method of treatment with subgingival curettage. J Periodontol 1949; 20:89.

56 .) Scott W. Milliken. Cirurgia a laser em Periodontia. Decisões críticas em Periodontologia; 2003:304-5.

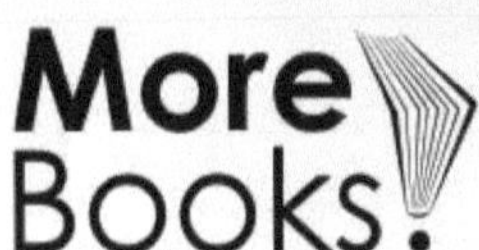

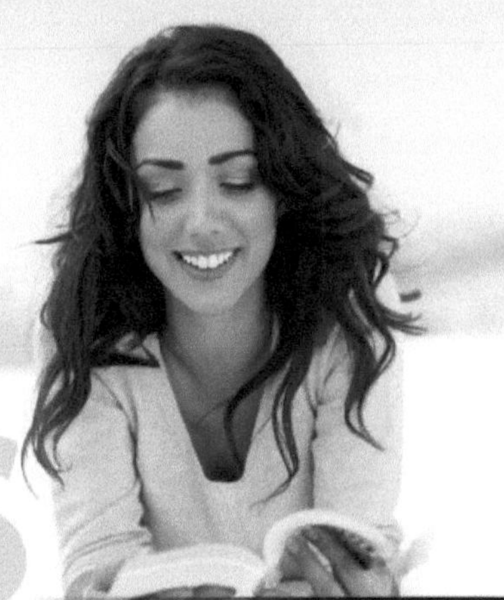

yes

I want morebooks!

Buy your books fast and straightforward online - at one of world's fastest growing online book stores! Environmentally sound due to Print-on-Demand technologies.

Buy your books online at
www.morebooks.shop

Compre os seus livros mais rápido e diretamente na internet, em uma das livrarias on-line com o maior crescimento no mundo! Produção que protege o meio ambiente através das tecnologias de impressão sob demanda.

Compre os seus livros on-line em
www.morebooks.shop

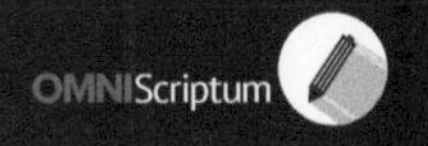

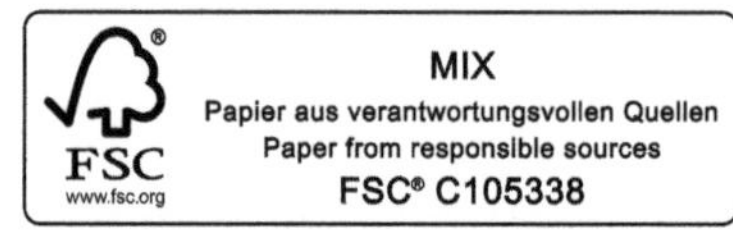

Printed by Books on Demand GmbH, Norderstedt / Germany